Was siehst du?

In Gedenken an S.N. Goenka:

„A fat fee for a fat teacher“

Take rest!

Michael Meudt

Männer, die auf Raufaser starren

Zehn Tage Vipassana-Meditation

eine Selbsterfahrung

1. Auflage (2013)

Autor: Michael Meudt
Umschlaggestaltung, Illustration:
Studio PJ und United Talents, Berlin
Umschlagidee: Arne Lindhorst
Umschlagfotos: Bettina Volke
Korrektorat:Christiane Dunsbach, Andrea Wels
Printed in Germany

Verlag: tao.de in J. Kamphausen Mediengruppe GmbH, Bielefeld,
www.tao.de, eMail: info@tao.de

Bibliografische Information der Deutschen Nationalbibliothek: Die Deutsche Nationalbibliothek verzeichnet diese Publikation in der Deutschen Nationalbibliografie; detaillierte bibliografische Daten sind im Internet über http://dnb.d-nb.de abrufbar.

ISBN: 978-3-95529-306-2

Meinem buddhistischen Freund
Jochen,
meiner Liebe Bettina
und
Christiane und Andrea.

mit Metta

Inhalt

Tief einatmen ...

Das Leben findet zwischen zwei Atemzügen statt

Ich habe 2011 meinen 50. Geburtstag gefeiert. Ein rauschendes Fest. Ich habe mich im selben Jahr mit meinem Arbeitgeber auf einen Auflösungsvertrag geeinigt. Kein rauschendes Fest. Aber immerhin eine Abfindung, die mich in die Lage versetzt hat, meinen Interessen intensiver nachzugehen.

Mein erstes Schlüsselerlebnis in der neuen Lebenslage war auf Bali. Drei Wochen Yoga und etwas Meditation. Gisela, eine Psychologin, erweiterte meine bis dahin oberflächlichen Meditationserfahrungen mit ein paar wenigen dezenten Übungen. Dort hörte ich auch zum ersten Mal von Eckhart Tolle. Ich war fasziniert von seinem Gedanken, dass die Wahrheit nur im Jetzt zu finden ist. Klebe nicht an der Vergangenheit und projiziere nicht in die Zukunft. Leicht gesagt, aber immerhin ein bereichernder Perspektivenwechsel.

Kurz darauf hörte ich das Stichwort „Vipassana". Zehn Tage Stille in Meditation. Keine Kommunikation, ich allein mit mir. „Einsamer Wolf"-Image inklusive. Es hat dann noch mal ein paar Monate gedauert, bis ich mich tatsächlich angemeldet habe. Aber als die Zusage kam, habe ich mich sehr gefreut - nicht wissend, was da auf mich zukommen würde.

Ich würde mich als Esoterik-Sympathisant bezeichnen. Schon aus journalistischem Interesse. Mein erster Kontakt zum Thema Meditation hatte ich, als ich 1990 ein Interview mit Maharishi Mahesh Yogi führte, der durch seine frühere Beziehung zu den Beatles und später durch die „fliegenden Yogis“ bekannt wurde. Ich habe damals für das TV-Magazin ZAK gearbeitet. Maharishi wollte in diesen Tagen gegen den Irak-Krieg von Bush sen. meditieren. Er war der Überzeugung, dass, wenn ca. 10.000 seiner Yogis in der Krisenregion ständig meditieren würden, der Krieg friedlich verhindert werden könnte. Er nannte das den Maharishi-Effekt. Ein perfektes Thema für ein satirisches Polit-Magazin. Ich habe den sympathischen Guru auch dementsprechend durch den Kakao gezogen, zumindest seine fliegenden Yogis, die hüpfend über die Matratzen sprangen.

Der Krieg wurde bekanntlich nicht verhindert, aber ich liess mich damals in die Technik der Transzendentale Meditation einführen. Das kostete 800 D-Mark: Dafür bekam ich ein Mantra ins Ohr geflüstert, mit dem ich regelmäßig meditieren sollte. Das habe ich ein paar Jahre auch konsequent gemacht, dann verschwand das Thema aber wieder aus meinem Leben. Eine grundsätzliche Bereitschaft, den Blick nach innen zu kehren und sich so die Welt besser erklären zu können, blieb bestehen. Sonst hätte ich auch nicht die Idee gehabt, mich auf Vipassana einzulassen.

Dieses Buch ist ein persönlicher Erfahrungsbericht. Es hat nicht den Anspruch, journalistisch ausgewogen zu sein. Im Gegenteil. Ich bin manchmal ungerecht, halte mich an Klischees fest, etikettiere ohne zu differenzieren. Also eine sehr menschliche Sicht auf die Welt. Unerleuchtet, unbuddhistisch, egozentriert.

Trotzdem ist mir durch die zehntägige Meditationserfahrung einiges klarer geworden. Wir „Schlafenden“ können unser Ego nicht wirklich kontrollieren; vielleicht beobachten und hoffen, dass sich dadurch etwas verändert. Aber diese Kontrolle ist eine Illusion. Solange wir nicht durch das letzte Tor zur Erleuchtung gegangen sind, werden wir immer egoistisch handeln - also Unangenehmes meiden und Angenehmes suchen. Das wird mal besser und mal schlechter funktionieren. Vipassana und das damit verbundene Lebenskonzept bietet einen Weg an, sich grundsätzlich aus diesem Teufelskreis zu befreien.

Atmen Sie also tief ein und genießen sie die Reise ins eigene Ich.

Viel Vergnügen!

Der gewünschte Gesprächspartner ist vorübergehend nicht erreichbar...

Ich biege mit meinem schwarzen Lufthansa-Trolley laut rumpelnd in den Hinterhof des kleinen Anwesens ein. Eine saftig-grüne Rasenfläche, darauf eine große alte Eiche mit einer Holzbank rund um den Stamm, ein paar Bänke am Rand der Wiese - alles wirkt einladend und harmonisch.

Zur linken Seite öffnet sich der Hof mit einem schönen Blick über weite Gärten und Felder, rechts begrenzt ein einstöckiger Gebäudeflügel, der vom Haupthaus abgeht, die Szenerie. Hier ist es sehr still und ich bin sehr laut. Toller Einstieg.

Ein paar Menschen schauen auf und widmen sich dann aber direkt wieder ihren Unterlagen. Sie füllen anscheinend Formulare aus. Ich hebe meinen Koffer an und gehe über kleines Kopfsteinpflaster auf den Eingang zu - dort, wo noch mehr Gepäck steht. Hier müsste die Anmeldung sein, kombiniere ich.

Es ist sonnig und warm, meine fünfstündige Zugreise von Berlin über Leipzig und Zwickau nach Triebel, einem kleinen Ort im sächsischen Vogtland, ist vorläufig zu Ende - ich bin am Ziel. Zumindest am Etappenziel. Denn die Reise ins eigene Ich, oder was ich dafür halte, soll jetzt erst richtig anfangen.

Dies ist quasi der Vorhof zur inneren Stille. Hier ist das Dhamma-Dvara-Meditationszentrum. Hier habe ich zehn

Tage buddhistische Vipassana-Schweigemeditation gebucht. Klappe halten und innerer Stimme zuhören. Entspannung pur. Alle Sorgen bleiben aussen vor. So zumindest meine Vorstellung.

Ich bin neugierig-angespannt und stelle mein Gepäck auch vor dem Eingang ab. Es geht ein paar Stufen hoch, dann stehe ich in einem kleinen Berg von Hausschuhen. Ein Schild weist darauf hin, dass man doch bitte im Haus nur diese Schuhe tragen solle. Aus einem großen Karton kann man sich dementsprechend bedienen. Ich überlege kurz und entscheide mich dann, die Bitte zu ignorieren. Das dauernde Schuhe auf- und zubinden ist mir zumindest jetzt zu lästig. Außerdem kann ich nicht erkennen, wer hier seine Schuhe abgestellt hat und welche Latschen zum Ausleihen sind. Ich putze mir deshalb die Schuhe besonders sorgfältig ab. Das muss reichen.

Das nächste Schild, ein paar Stufen weiter und schon im Gebäude selbst, gibt mir immerhin zwei Auswahlmöglichkeiten, links oder rechts. Ich nehme links, denn da steht über einem Pfeil „Anmeldung Männer", rechts ist für die Frauen. Geschlechtertrennung gegen Ablenkung. Jetzt wird's Kloster. Ich stelle mich an der kurzen, „männlichen" Warteschlange an.

Vorne, an einem Tisch, sitzen zwei junge Männer und drücken jedem Neuankömmling ein Formular in die Hand. Dies sei bitte auf Englisch auszufüllen und dann mit den persönlichen Dingen, die man abgeben soll, zurückzubringen.

Ich setze mich mit den Unterlagen auf die Holzbank unter die Eiche und fülle die Anmeldung aus. Darin wird noch einmal erklärt, um was es bei Vipassana geht und was in den nächsten zehn Tagen auf einen zukommt. Für eventuelle psychische Schäden bin ich per Unterschrift selbst verantwortlich. Vor einem Bungeesprung würde man wahrscheinlich ähnliche Formulare unterzeichnen. Ich lese weiter: Ich darf nicht töten, nicht stehlen, nicht lügen, keinen Sex haben, auch nicht mit mir selbst und ich darf mich nicht mit Drogen erwischen lassen. Prima - soweit ok. Das mit dem Sex könnte vielleicht eine Herausforderung werden. Aber ich bin zuversichtlich, auch das hinzukriegen. Notfalls öfter kalt duschen.

Nach wenigen Minuten ist das Formular ausgefüllt. Ich stehe wieder in der Schlange. Die Dinge, die ich abgeben möchte, habe ich dabei: mein IPhone, mein IPad, Portemonnaie, einen Ring und diversen Kleinkram. Brauche ich alles nicht mehr. In wenigen Minuten wird meine Verbindung zum Rest der Welt in einem kleinen graublauen Sack verschwinden und im Keller gelagert werden. Unerreichbar für mich. Adieu SMS-Nachrichten, adieu Facebookfreunde, adieu Internet, Email und Xing. Tschüss, ihr Brücken in die Aussenwelt. Ich bin dann mal weg.

Mir wird der Weg ins „Lindenhaus" erklärt - eine flache langezogene Baracke, die unterhalb des Haupthauses in den Garten gebaut wurde. Zimmer zehn, Bett „A". Ich bin gespannt, denn hier gibt es auch Fünfbett-Zimmer. Das wäre eine Katastrophe - weniger für mich, eher für meine

Mitbewohner, denn ich schnarche so heftig, dass mich meine Freundin regelmäßig auf die Couch ins Wohnzimmer verbannt.

Am Eingang vom „Lindenhaus“ laufe ich wieder in einen Berg von Hausschuhen.

„Bitte tragen Sie im Haus nur Hausschuhe“ steht über einer großen Kiste mit den unterschiedlichsten Modellen von Schlappen: Pantoffeln, wie zu Omas Zeiten, Sandalen, Flip-Flops - ich schätze, das sind Spenden von früheren Teilnehmern, die ihr Gepäck etwas erleichtern wollten. Ich bleibe konsequent ignorant und gehe den dunklen langen Gang hinunter bis zum Zimmer zehn auf der rechten Seite. Erleichterung und große Freude - es ist ein Zwei-Bett-Zimmer, wie beim Universum bestellt - da meint es doch jemand gut mit mir. Beide Betten stehen links parallel zur Wand und sind mit einem großen Sichtschutz voneinander getrennt. Ich soll mit dem Kopf am Buchstaben schlafen, hat man mir bei der Anmeldung gesagt. Ich erkenne ein kleines aufgeklebtes „A“ am Bett, das in der Nähe der Tür steht. Da ist dann also auch das Kopfende. Einen kurzen Moment überlege ich, das „A“ abzuziehen und mit dem „B“ am anderen Bett zu tauschen, damit ich am Fenster schlafen kann. Aber das erscheint mir dann doch zu gemein und wäre dem Universum gegenüber auch ganz schön undankbar. Somit akzeptiere ich Bett „A“ mit Kopfende an der Tür. Meine Füße zeigen auf die Füße meines Zimmergenossens. Ein Akt der Höflichkeit oder ist das schon Feng Shui?

Ich packe meine Sachen aus und fülle ein kleines Regal am Sichtschutz mit T-Shirts, Unterhosen und Socken. Handtücher lege ich oben auf das Regal, darauf kommt noch mein extra für diesen Kurs angeschafftes Meditationskissen. Ich habe es vor zwei Tagen in Berlin in einem kleinen Yogaladen gekauft. Die Verkäuferin hatte eine traumhafte „Ich-mache-jeden-Tag-Gymnastik"-Figur. Egal - das Kissen sieht aus wie ein großes Vanillekipferl, aber in rot. Soll die Oberschenkel entlasten. Ich finde, es sieht cool aus und ist mal was anderes, als diese normalen Meditationskissen, die eher wie Marshmallows aussehen.

Dann beziehe ich mein Bett. Das Kopfkissen ist allerdings nur eine Art Bettwurst. Bretthart und viel zu schmal. Es füllt auch nur das obere Drittel des Kopfkissenbezuges aus. Ich mache mir da zunächst keine Gedanken - es ist halt so. Wird auch ohne Kopfkissen XXL klappen.

Nachdem ich alles verstaut habe, gehe ich zurück ins Haupthaus. Im Speisesaal soll eine Vorbesprechung mit allen männlichen Teilnehmern stattfinden. Ich bin gespannt, wer sich sonst noch für solche intensiven Selbsterfahrungstripps interessiert. Vor meinem geistigen Auge habe ich bereits die kompletten Schubladen geöffnet, die mir zum Thema einfallen: die Sozialpädagogenschublade, die Hardcore-Esoterikerschublade, die Späthippieschublade, usw.. Merkwürdigerweise habe ich für mich keine Schublade geöffnet. Dabei würde ich wunderbar in die „Ich-bin-neugierig-geworden-und-warum-eigentlich-nicht-Schublade" passen.

Ich setze mich in den bereits gut gefüllten Speiseraum und lasse dezent meinen Blick schweifen. Alle haben sich umgezogen und sitzen bequem. Nach der Besprechung soll die erste Meditation durchgeführt werden. Die vorherrschende Farbe ist dunkelblau. Trainingshosen mit drei Streifen an der Seite bestimmen das modische Bild. Passende Jacken der selben Marke werden offen getragen, manche verzichten ganz darauf und zeigen sich im eng anliegenden T-Shirt. Das betont bei einigen der Teilnehmer die enormen Muskelpakete, die sich unter den Tattoos abzeichnen. Passt hervorragend zu den kurzen Haaren und den energischen Gesichtsausdrücken. Beim ersten oberflächlichen Blick über die hier anwesenden Teilnehmer zuckt mir nur ein Begriff durch den Kopf: „Knast“! Ich bin zu vier Jahren verurteilt und komme frühestens nach zwei Jahren bei guter Führung raus. Aber diese Zeit muss ich mit den Jungs hier verbringen.

Ich fühle mich weder dazugehörig noch geborgen. Das sind so gar nicht meine Menschen, denke ich im ersten Schock und überlege, ob Vipassana auch von Richtern als Bewährungsauflage angeordnet wird. Ich wage einen zweiten Blick und versuche ein paar Sympathieträger auszumachen. Es sind auffällig viele junge Teilnehmer dabei, in meinem Alter ist noch ein gemütlich dreinschauender Endfünfziger und ein schlaksiger Mittfünfziger - oder ist der schon sechzig? Da ich mich persönlich eher wie 35 fühle, sind diese Herren für mich auch kein Trost.

In einer Ecke steht ein schmächtiger junger Mann mit dunklen Wuschelhaaren. Der könnte Zivildienstleistender in einer Behindertenwerkstatt sein, also sofort sympathisch. Es geht mir besser. Rechts von mir sitzt ein junger arabisch aussehender Mann. Dreitagebart, wache dunkle Augen, Kapuzensweatshirt, weite Jeans. Solche Typen sieht man oft in Berlin, also auch ein bisschen wohlfühlen. Das erste Bild relativiert sich etwas - das Reizwort „Knast" blinkt aber weiter vor meinem geistigen Auge rot auf.

Konrad stellt sich der Gruppe vor. Er hat schon die Anmeldung betreut und soll uns jetzt letzte Instruktionen geben. Er wirkt etwas schüchtern und blass. Seine Bewegungen sind langsam. Seine Sprache auch.

„So sieht man also aus, wenn man die zehn Tage überstanden hat und sich dann noch weiter mit Vipassana beschäftigt", denke ich. Da hätte ich zumindest oberflächlich etwas mehr Lebensfreude erwartet.

„Entschuldigen Sie, ich soll hier eine kleine Einführung machen, den Text hat man mir aber gerade erst zugesteckt. Verzeihen Sie also, dass ich ablese."

Dann liest er vor, was wir alle bereits gelesen und unterschrieben haben. Mich beruhigt es, dass er nochmal erwähnt, dass hier nicht getötet werden darf. Hoffentlich haben das die muskulösen Sportfreaks auch verstanden.

Ich frage, ob man seine Thermoskanne mit in den Meditationsraum nehmen darf. Natürlich nicht. Hätte ich mir ja auch denken können. Wenn da jeder seine Kanne aufschraubt und Tee schlürft, fördert das nicht gerade die meditative Reise ins eigene Ich. Von umgekippten Tassen und flüssigkeitsgetränkten Sitzkissen mal ganz abgesehen.

Die Vorbesprechung neigt sich dem Ende zu und somit kommt die „Edle Stille“, der komplette Kommunikations-Black Out immer näher. Wir dürfen nochmal kurz auf unser Zimmer, um mit unseren Mitbewohnern letzte Details des Zusammenlebens zu klären. Die Versammlung löst sich auf, Stühle werden gerückt und der Tross der Strafgefangenen macht sich auf den Weg in ihre Zellen. Ich trotte hinterher.

In meinem Zimmer treffe ich Jochen. Er ist mir sofort sympathisch. Graue lockige Haare, ca. Ende 40, nettes Lächeln, gut gekleidet - Typ Dustin Hoffman, nur schmaler. Wir haben nicht viel Zeit, es hat bereits gegongt, die erste Meditation ruft. Jochen stellt sich kurz vor. Er kommt aus Frankfurt und „würde sich als Buddhist bezeichnen“. Soso - Buddhist also. Nehme ich ihm aber ab. Buddhismus ist ja auch in. Mit der Werbeikone des zeitgenössischen Buddhismus, dem Daila Lama, können sich ja auch viele Sinnsuchende prima identifizieren. Hatte eigentlich mit mehr von seinem Schlag gerechnet.

Jochen ist mir auf jeden Fall als Zimmergenosse sehr angenehm. Wir stimmen überein bei geöffnetem Fenster zu schlafen , und ich verkneife es mir, ihn jetzt schon darauf hinzuweisen, dass das Fenster in unserem zehntägigen Zusammenleben das geringste Problem sein würde. Er sieht zum Glück nicht gewalttätig aus und als Buddhist wird er einem schlafenden Extremschnarcher sicher auch nichts antun. Wir gehen gemeinsam friedlich zur Meditation.

Wenn man aus dem „Lindenhaus“ heraus kommt, biegt

man links ums Eck und geht auf einem breiteren Schotterweg an der Aussenseite der Baracke vorbei. Am Ende ist der Eingang zur Meditationshalle. Die Baracke besteht also im vorderen Teil aus den Schlafräumen für die Männer und im hinteren Teil aus der Meditationshalle.

Wir versammeln uns alle vor der Tür, denn Konrad will uns einzeln aufrufen und uns dann unseren Platz zuweisen. Kurze Gelegenheit, mit dem ein oder anderen Teilnehmer nochmal ins Gespräch zu kommen. Letzter Smalltalk bevor man endgültig verstummen soll.

Konrad ruft meinen und ein paar andere Namen auf. Wir gehen zwei Stufen hoch und öffnen die Tür zu einem Vorraum. In Regalen liegen Decken und Meditationskissen zur freien Verfügung. Die Schuhe muss man vor Betreten der eigentlichen Halle ausziehen. Ich habe mittlerweile meine Flip-Flops an. Das ist sehr praktisch, aber auch etwas kalt am Zeh.

Konrad hat mir die Matte mit der Nummer 19 zugewiesen. Ich stelle meine Latschen direkt neben der Tür ab und trete ein in die Stille der Meditationshalle.

Leicht gedimmtes Licht verbreitet eine besinnliche Stimmung. Der Raum ist ca. 15 Meter breit und 20 Meter lang. Am Kopfende, direkt an der Wand, steht ein kleines Podest, das mit weißen Tüchern zugedeckt ist, darauf liegen zwei weiße große Kissen. Links neben dem Podest steht eine Art Anrichte aus Sperrholz, Marke Eigenbau. Sie ist höher als das Podest und ebenfalls mit weißen Tüchern abgedeckt. Der ganze Raum ist mit flachen dunkelblauen Matten ausgelegt, alle ca. 50x50 cm und immer mit einem kleinen Abstand zueinander. Sehen aus wie riesige Kaffeepads, flach und mit leicht gestepptem Rand.

Ich suche mein Kaffeepad Nummer 19. Es ist in der dritten Reihe, das zweite Kissen von links. Neben mir sitzt mein Mitbewohner Jochen. Wie schön, ein vertrautes Gesicht neben sich zu haben. Das gefällt mir.

Ich lege mein Vanillekipferl auf das Kissen, setze mich und drücke den Rücken durch in eine aufrechte Haltung. Wenn ich setzen sage, dann ist das in den letzten drei Zentimetern eher ein Plumpsen. Ich merke schon, dass ich nicht mehr ganz so gelenkig bin. Und mit meinen 94 Kilo Lebendgewicht auf 173 cm wird das wahrscheinlich auch nach „Plumpsen“ ausgesehen haben.

Ich sitze und schau mich neugierig, aber dezent um. Die linke Hälfte der Meditationshalle ist für die Männer bestimmt, dann kommt ein breiter Gang und auf der rechten Seite sitzen die Frauen. Sie haben auch einen eigenen Eingang, damit es ja nicht zu einem Kontakt mit dem anderen Geschlecht kommt. Man schaut sich auch nicht an. Ich würde mich wie ein Spanner fühlen, wenn ich zu lange in den Frauenbereich glotze. Fühle mich ja jetzt schon unwohl, überhaupt in die Richtung zu sehen.
Alle schauen nach vorne, somit beuge ich mich der Schwarmintelligenz und schaue auch nach vorne.

Hinter mir wird es etwas unruhig. Mr. Teakwondo bezieht seinen Kaffeepad. Er ist gefühlte 190 cm groß, Vförmiger Oberkörper, trägt nur schwarze Klamotten, was mir schon bei der Anmeldung aufgefallen ist. Er hat seine Haare zu einem langen Pferdeschwanz gebunden. Erste Assoziation: Pornodarsteller oder zumindest Türsteher in einer Düsseldorf Diskothek. Er macht sich breit und rumpelt mich zweimal mit seinen Füßen von hinten an. Ich schau übertrieben genervt über meine rechte Schulter. Dann wird es ruhig. Mr. Teakwondo scheint seine Sitzposition gefunden zu haben. Nun reinigt er seinen Hals. Durch die Stille in der Halle hört man die Geräusche besonders intensiv. Als er sich zum ersten mal räuspert, hab ich das Gefühl, er sitzt direkt auf meiner Schulter. Sehr nah, sehr laut, sehr unangenehm. Ich drehe mich erneut halb um, sehe aber, dass er ganz normal auf seinem Kissen sitzt. Da scheine ich doch etwas hypersensibel zu sein, denke ich mir.

„Wohl noch nicht tiefenentspannt, was?“, sagt eine innere Stimme. Ich muss ihr Recht geben.

Mittlerweile haben alle ihren Platz gefunden und sich eingerichtet. Es wird, in freudiger Erwartung, dass es endlich los geht, immer ruhiger.

Hinter uns geht eine Tür auf. Einzug des Triumvirates - der von S.N. Goenka zertifizierte Lehrer und seine weibliche Kollegin betreten die Halle.

Sein Alter ist nicht leicht zu schätzen, vielleicht Mitte fünfzig, Anfang sechzig. Kurze, graue Igelhaare, leicht gebeugte Körperhaltung, große Segelohren und eine riesige Brille. Er trägt eine hellgraue Windjacke. Sein Gang ist federnd, energisch. Er könnte Inder, aber auch Japaner sein. Vielleicht auch beides. Irgendwie erinnert er mich an Jedimeister Yoda, der kleine weise Gnom aus Starwars mit der grammatikalischen Fehlbildung - „Vipassana - haben Dich will!".

Meister Yoda nimmt auf dem Podest Platz und legt sich ein dünnes weißes Tuch über seine Beine, die er ohne Schwierigkeiten im Lotussitz verschränkt hat. Ich dagegen bin froh, wenn ich es im Schneidersitz halbwegs aushalte.

Hinter Meister Yoda ist die Lehrerin mit in die Halle eingezogen. Sie hat kurze, dunkle Haare und sieht sehr streng aus. Könnte auch eine Gefängniswärterin sein. Sie erinnert mich an meine Deutschlehrerin.

Es ist sehr still geworden in der Halle. Nur hier und da ein dezentes Räuspern oder ein Schniefen. Alle sind gespannt und freuen sich, dass es endlich los geht.

Meister Yoda zieht eine CD aus seiner Windjacke und legt sie in den Player zu seiner Rechten. Ich schliesse die Augen und höre nur noch, wie sich der Schlitten ins CD-Fach zieht. Ein leises „klick" und der Raum füllt sich mit dem Sprechgesang von S.N. Goenka, dem aus Birma stammenden Guru, der die über lange Zeit in Vergessenheit geratene Vipassana-Meditation wieder lehrt.

Wie beschreibt man nun diesen für europäische Ohren - sagen wir mal - eigentümlichen Klang? Goenka singt Indisch - das ist ja für mich schon schwer genug zu verstehen. Aber es ist kein normales Indisch, sondern das Indisch, das man gesprochen hat, als Buddha noch lebte, also vor 2.500

Jahren. Dann enden die meisten seiner gesungenen Sätze in einer Art Röcheln. Auf der letzten Silbe des letzten Wortes lässt Goenka nur noch die Luft raus, die die Stimmbänder immer weniger vibrieren lassen. Es hat etwas von einer alten Schallplatte, die man beim Abspielen mit dem Finger immer wieder abbremst. Man macht sich Sorgen, ob er den nächsten Satz überhaupt noch sprechen kann oder jetzt schon im Nirvana verschwindet.

Ich bin verblüfft ob dieses Klangerlebnisses und lächle in mich hinein. Aber es sollte noch schlimmer kommen.

Nach den altindischen Gesängen erklärt Goenka auf englisch, was er da gerade gesungen hat. Immerhin bekommt man jetzt den Sinn mit. Er hat eine sehr angenehme Stimme. So hätte mir mein Großvater wohl Gute-Nacht-Geschichten vorgelesen. Dann wird das ganze nochmal ins Deutsche übersetzt. Nach zwei Sätzen ist klar: der Übersetzer hat einen S-Fehler. Ganz leicht, ganz dezent, aber dieser Hauch von Lispeln liegt über dem Text. Ich muss schon wieder schmunzeln. Denn zum Lispeln kommt noch ein rheinländischer Akzent, der sich bei „ch"- und „sch"-Lauten verrät.

Wir halten fest: Goenka singt 2500 Jahre alte indische Texte, die dann von einem lispelnden Rheinländer übersetzt werden.

Mein erster Eindruck ist ernüchternd, aber ich habe ja noch ein paar Tage vor mir. Mal sehen, welche Überraschungen noch auf mich warten. Ich folge den Meditationsanweisungen, die im Wesentlichen daraus bestehen, auf die Atmung zu achten. Mein Geist beruhigt sich langsam und die Gedanken fangen an, sich zurück zu ziehen.

„Sei friedlich, Michael!“ Es geht nicht um die Form, wenn, dann überhaupt nur um den Inhalt. „Entspann Dich, beobachte Deinen Atem und lass Dich in diese zehn Tage fallen.“

Es zieht mich immer mehr in mich hinein und eine Leichtigkeit macht sich breit. Nach einer Stunde lösen wir uns aus der Stille und machen eine kleine Pause.

Nun ist es ernst. Wir gehen mit gesenktem Kopf unserer Wege. Jeder für sich. Allein. Still. Die sogenannte „Edle Stille“ hat nun offiziell begonnen. Für die nächsten zehn Tage darf nicht mehr geredet werden. Keine Blickkontakte, keine nonverbale Kommunikation, nicht lesen, nicht schreiben.

Die „Edle Stille“ legt sich über das Gelände wie die Dämmerung, die langsam das Licht verdrängt.

Gegen 21:00 Uhr ist der offizielle Teil des ersten Tages vorbei. In einer halben Stunden haben wir alle in unseren Betten zu liegen. Dann ist Nachtruhe und das Licht wird ausgeschaltet. Für mich, der selten vor zwei Uhr nachts ins Bett geht, ein echtes Experiment. Ich schnappe mir meinen Kulturbeutel und gehe ins Badezimmer.

Vier Duschkabinen und eine Behindertendusche mit Vorhang - sechs Waschbecken. Für ca. 40 männliche Teilnehmer etwas knapp, aber es sind ja nicht immer alle da. Es gibt zum Glück den Abendduscher und den Morgenduscher - dazu gehöre ich. Eine kleine Anzahl von Nichtduschern wird es wahrscheinlich auch geben. Ich hole meine Sonar-Zahnbürste heraus und schrubbe mir die Zähne.

Überall stehen die verschiedensten Toilettenartikel in den Regalen. Interessant. Wie Damenhandtaschen - man ist einfach neugierig, was da alles drin ist. Welche Zahncreme wird benutzt, Nass- oder Trockenrasierer? Ohrstöpsel? Nasenhaarschneider? Ich werfe einen flüchtigen Blick durch unsere Kosmetikabteilung und gehe dann zurück ins Zimmer.

Jochen liegt bereits im Bett. Hat sich die Decke über den Kopf gezogen und sich Richtung Wand eingedreht. Sieht irgendwie nach kleinem Kind aus, das einen anstrengenden Tag hinter sich hat. Ich mache das Licht aus und lege mich auch ins Bett. Eigentlich würde ich jetzt gerne „Gute Nacht, John-Boy" sagen und mich weglachen, aber das scheint mir dann doch unangebracht.

Ich drehe meine Bettwurst zu einem halbwegs annehmbaren Kissen zusammen und schnaufe tief aus. Was für ein Tag. Jochen beginnt, leise zu schnarchen. Ich muss breit grinsen. Wenn das jetzt meine Freundin hören könnte. Kurz nach diesem Gedanken gehen bei mir auch die Lichter aus.

Erster Tag: Lauter Gong in „Edler Stille“

Ich werde aus dem Tiefschlaf gerissen. In meinen Ohren schwingt der Gong nach, der auf dem Flur geschlagen wurde. Wie lange so ein Gong noch schwingen kann? Ob das auch mal wieder aufhört?

Mein Zimmergenosse Jochen ist schon aktiv.

"Guten morgen, wie hast du geschlafen" ist leider nicht drin. Auch ein Blickkontakt, der das vielleicht ausdrücken könnte, kommt nicht zustande. Ich traue mich nicht, ihm in die Augen zu sehen. Will ihn nicht in Verlegenheit bringen. Er selbst schaut mich auch nicht an. Vielleicht aus ähnlichen Gründen. Jochen hat schon seinen Kulturbeutel unter dem Arm und verlässt leise das Zimmer. Hab ich schon erwähnt, dass es 4:00 Uhr morgens ist? In Worten: VIER!

Ich pelle mich aus dem warmen Bett in die noch dunkle Nacht. Raus aus dem Zimmer, links den Gang runter und dann nochmal links ins Gemeinschaftsbad.

Dort stehen bereits schweigend etwa zehn Männer, die ihre Morgentoilette erledigen - Zähneputzen, rasieren, duschen, waschen. Die Luft ist feucht und es riecht nach billigem Axe. Ich drehe mich nach rechts Richtung Duschtüren. Damit signalisiere ich, mich auf eine der besetzten Duschkabinen zu bewerben.

Die Zeit läuft, denn um 4:30 Uhr beginnt die erste Morgenmeditation in der Halle. Keiner redet, stumme Rituale, Morgenroutine, wie sie jeder kennt. Hier wird die Abwesenheit von Kommunikation besonders deutlich. Was für ein Gebrabbel könnte diesen Raum erfüllen, wenn es die „Edle Stille" nicht verbieten würde. Selbst nonverbale Abstimmungen über Waschbecken, Zahnpasta oder Duschkabine gehen hier nicht. Und es klappt doch.

Nach etwa 4 Minuten darf ich in eine der Kabinen. Ich schliesse hinter mir ab. Der Mensch vor mir hat alles so hinterlassen, wie man es auch selbst vorfinden will. Ich bin froh, keine Haare aus dem Abfluss fischen zu müssen. Ich hänge meinen Kulturbeutel an einen Haken und hole das Duschgel heraus. Wassertemperatur einstellen und geniessen. Ein Morgen ohne Dusche bringt mich richtig schlecht drauf. Während ich mich also erfrische und meine Müdigkeit abspüle, wird es ausserhalb der Kabine immer stiller. Ich merke, ich muss mich beeilen. Möchte nicht zu spät kommen - das würde in einer Meditationshalle auch besonders auffallen. Ich verzichte somit auf das Rasieren.

Zurück im Zimmer springe ich in meine neue Meditationshose. Was heißt hier eigentlich Meditationshose: Letztendlich habe ich mir in dem bereits erwähnten Yogaladen in Berlin nur eine bequeme, leichte Hose gekauft, die man am Bund einfach mit einer Kordel zuknotet. Da kneift nichts mehr. Und gerade bei mir könnte viel kneifen.

Ich schnappe mir mein halbmondförmiges Kissen und schlappe in Flip-Flops durch die dunkle Nacht zur Halle.

Sternenhimmel am frühen Morgen - habe ich auch schon lange nicht mehr gesehen.
Die Halle ist gut gefüllt, die meisten Kissen bereits belegt. Ich bin also nicht der Letzte. Viele haben sich eine Decke über die Schultern gelegt, denn es ist kühl hier und alle sind noch etwas im Halbschlaf - vermute ich zumindest. Es sieht aus wie bei einem Indianertreffen.

Ich setze mich auf mein zugewiesenes Kaffeepad 19 und baue mir aus zwei platten Sitzkissen, meinem Meditationshalbmond und einer Decke eine halbwegs komfortable Sitzgruppe. Dann nehme ich meine Uhr ab und platziere sie neben der Matte. Ist da noch irgend ein Alarm eingestellt, der zur vollen Stunden losgehen könnte? Ich hoffe nicht. Das wäre natürlich mehr als peinlich. Fast hätte ich auch vergessen, die Brille abzunehmen. Der Blick nach innen braucht keine Gleitsichtgläser. Ich bin bereit.

Bin ich das wirklich? Ich prüfe nochmal meine Sitzposition. Schließlich muss ich über eine Stunde so sitzen. Und wenn da schon jetzt etwas kneift, zieht oder drückt, bin ich in zehn Minuten am Ende. Aber es ist alles in Ordnung. Ich entscheide mich, genau mit dieser Sitzposition ins Rennen zu gehen. Es ist frisch. Die Luft ist angenehm kühl. Ich fühle mich klar und stark. Von mir aus könnte es jetzt losgehen.

Unsere Lehrer schweben ein. Lautlos, wach, konzentriert. Meister Yoda setzt sich geschmeidig auf sein Podest, zieht aus seiner grauen Windjacke eine CD und legt sie in den Player. Stille. Ich schliesse meine Augen. Er drückt kaum hörbar einen Knopf. Es folgt ein kurzes Surren. Immer noch Stille. Das tiefe Brummen von Goenkas Stimme erfüllt wieder den Raum. Brutal anders als alles, was ich bis jetzt gehört habe. Worte, halb gesungen - halb gesprochen. Ich kann keinen Sinn darin erkennen. Wie auch - habe in der Schule kein Indisch gehabt und selbst wenn - dieses Indisch würde wohl auch ein Inder nicht verstehen, denn es ist aus einer längst vergangenen Zeit.

Es ist ein einziger, mystischer Klangraum, der die Meditationshalle erfüllt. über Minuten werden wir damit beschallt. Morgens um 4:30 Uhr? Und damit soll ich mich jetzt entspannen? In Meditation kommen? Ich bin irritiert und leiste mentalen Widerstand. So kann ich nicht arbeiten.

„Lass Dich darauf ein, Michael", flüstert eine innere Stimme, „Versuche, die Schwingungen zu spüren und mitzuschwingen...".

Blablabla.... Ich bleibe einfach sitzen und konzentriere mich auf die Atmung und bin gespannt, wie sich das weiterentwickelt.

Pause. Goenka hört nach gefühlten 20 Minuten auf zu singen und schweigt. 20 Sekunden später erklärt er auf Englisch, was er gerade auf Altindisch gesungen hat. Danach übersetzt der lispelnde Rheinländer, was Goenka auf Englisch erzählt hat.

Es ist die erste Gebrauchsanweisung für die Meditation. Beobachte Deine Atmung. Aha. Beobachten. Aber: nicht das Heben und Senken des Brustkorbes, sondern den kleinen Luftzug an den Nasenlöchern. Dieses kleine Areal am Eingang der Nasenlöcher, dieser kleine Ring, an dem die Luft vorbei muss, wenn sie in die Lungen will. Die Innenwände am Eingang der Nase.

Ich konzentriere mich. Fokussiere meine Empfindungen genau auf dieses kleine Areal. In meiner Vorstellung bekommt meine Nase eine enorme Bedeutung und wird immer größer. Ich stelle mir den Eingang wie eine riesige Höhle vor. Ich bin ein Forscher mit einer grossen Taschenlampe und leuchte den Bereich sorgfältig aus.

Am Eingang der Höhle gibt es ein großes mit Farn bewachsenes Gewölbe, es ist dunkel und es tropft von der Decke. Wenn man den Scheinwerfer durch die Höhle führt, sieht man zerklüftete Wände. Von hinten zieht es, die Luft strömt gerade wie ein kleiner Sturm an mir vorbei und verliert sich in den Tiefen der Nasenhöhle. Der Farn biegt sich im Wind der einströmenden Luft und federt vor dem Ausatmen wieder langsam zurück.

So oder so ähnlich stelle ich mir also meinen Atem vor, der in meine Nase strömt. Ich konzentriere mich weiter. Das gelingt mir nur eine kurze Zeit, denn die äußeren Einflüsse, die auf mich einwirken, lenken ganz schön ab. Gerade in so einer konzentrierten Atmosphäre hier in der Halle wird jeder Huster zu einem Ereignis. Hinter mir rechts z.B. hustet eine Frau ohne Vorwarnung. Ganz kurz, ganz trocken, aber sehr laut. Danach ist es wieder still.

Dann räuspert sich vorne rechts jemand und versucht anscheinend, ein Kratzen im Hals unter Kontrolle zu bringen. Unter dieser Anspannung ist das natürlich besonders schwer. Wasser trinken geht auch nicht, also bleibt nur räuspern. Er beruhigt sich langsam.

Dafür fängt Jochen neben mir an, zum ersten mal seine Sitzposition zu verändern. Er ist der einzige Mensch hier, den ich mit Namen kenne. Alle anderen sind namenlose Gestalten, die weder Mimik noch Gestik haben.
Gut, Jochen hat das auch nicht mehr, genauso wie ich, aber Jochen habe ich schon mal lächeln sehen. Und ich habe mit ihm schon mal ein paar Sätze gewechselt. Das macht viel aus.

Zurück zur Meditation. Einen Raum mit 80 Menschen bekommst du nicht auf Null Dezibel. Da ist ständig was los. Für Aussenstehende wahrscheinlich immer noch extrem ruhig, aber für denjenigen, der mittendrin sitzt und meditieren möchte, ist es fast wie auf einem Marktplatz. Vielleicht auch, weil man nach Ablenkung sucht. Jedes Rascheln, jede Bewegung lenkt den Geist ab - weg von dir selbst. Du driftest in die Aussenwelt. Tschüss Nasenhöhle, bye bye Atmung - ich konzentriere mich auf etwas anderes.

Und doch komme ich immer wieder zur eigentlichen Aufgabe zurück. Bin wieder Höhlenforscher in meiner eigenen Nase und erkunde meine Atmung in diesem kleinen Bereich. Ich sehe förmlich, wie sich die Nasenhaare im Wind meiner Atmung hin- und herwiegen. Einatmen - ausatmen - einatmen - ausatmen - da hustet doch schon wieder jemand - einatmen - ausatmen - einatmen.

Mein linkes Bein meldet sich etwas. Ganz dezent - aber mit Nachdruck. Und schon wieder habe ich eine Ablenkung. Schmerz. Da ist er und meldet sich. Erst flüstert er, dann spricht er, später wird er schreien. Aber er wird immer deine Aufmerksamkeit erzwingen.

Plötzlich bist du mit dir alleine. Du meditierst und du kannst dich natürlich noch lange mit den äußeren Umständen auseinander setzen und immer wieder Gründe finden, warum du abgelenkt bist. Aber letztendlich bist du jetzt alleine und musst das für dich auf die Reihe kriegen.

Ja, da hustet jemand, aber so what!? - Welche Bedeutung gibst du dem? Bekommt der Huster überhaupt eine Aufmerksamkeit? Warum? Warum nicht einfach ignorieren? Ich versuche wieder, mich auf mich selbst zu konzentrieren. In meine Mitte zu kommen. Das fühlt sich gut an. Zentriert. Ich bin in mir. Aber schon kurz danach bin ich wieder weg. Mein Rücken meldet sich langsam. Ich strecke mich und versuche ganz gerade zu sitzen, wohlwissend, dass ich mich darauf nicht lange konzentrieren kann.

Wenn ich an meiner Wirbelsäule gedanklich langsam runter gehe und in der Mitte nach Links abbiege, komme ich genau an die Stelle, die sich jetzt meldet. Sie konkurriert mit meinem linken Bein in der Disziplin, welches Körperteil die größte Bedeutung hat. Beide entscheiden sich, dies durch Schmerz zum Ausdruck zu bringen. Ich kämpfe somit an zwei Fronten mit dem Schmerz. Noch ist das in Ordnung. Ich halte aus und versuche, mich auf mich selbst zu konzentrieren. Die Schmerzen lassen

das aber immer weniger zu. Einatmen - ausatmen.
Die Luft, die ich einatme, ist kühler als die Luft die ich ausatme. Ist ja logisch, aber wann spürt man das schon mal so deutlich? Langsam sehne ich mich nach dem Ende der Meditation. Ich wechsle ein wenig meine Sitzposition und strecke mein linkes Bein minimal aus. Ein Fehler, wie sich bald herausstellt, denn nun fängt der Kampf erst richtig an. Mit einer Positionsveränderung nach der anderen versuche ich, die Schmerzen in meinem Bein zu lindern. Immer wieder strecke ich meinen Rücken und nehme mir vor, nie wieder zusammen zu sacken. Gefühlte Minuten später habe ich schon wieder einen Buckel und es schmerzt im Kreuz. Die Konzentration auf meine Nasenlöcher muss hinten anstehen, jetzt bin ich Schmerz und nicht Höhlenforscher. Wie lange soll denn das noch dauern? Die Zeit ist eine Schnecke .... Ich könnte mein Bein noch etwas ausstrecken, aber dann laufe ich Gefahr, meinem Vordermann ins Kreuz zu treten. Gut, er könnte sich nicht beschweren, da wir ja alle schweigen, aber böse gucken könnte er schon.

Ich richte mich erneut auf. Mittlerweile stöhnt und ächzt fast jeder im Saal leise vor sich hin. Der eine mehr, unsere Lehrer weniger. Aus der Ecke von Meister Yoda hört man nichts. Da, in der ersten Reihe, sitzen ja auch die Profis. Da sitzt auch Konrad. Kerzengerade. Leicht gesenkter Kopf. Von irgendeiner Bewegung keine Spur - eine Skulptur aus Bronze. Die Ruhe selbst. Schmerzfrei.

Ich persönlich kämpfe und sehne mich mittlerweile nach dem Ende der Meditation. Ich finde, es ist für den ersten

Morgen genug. Meine Nasenlöcher bekommen schon lange nicht mehr die Aufmerksamkeit, die Goenka verschrieben hat. Schmerz ist mein Begleiter. Ich habe Rücken und Bein.

Höre ich da das leises Klicken eines Schalters? Und danach noch ein kurzes, fast nicht wahrzunehmendes Surren? Zusammen könnte das der CD-Player sein, denn wenn Meister Yoda eine weitere CD einlegt, ist das Ende der Meditation nahe.

Und tatsächlich - die Stille wird plötzlich wieder von Goenkas Stimme zerschnitten. Nach fünf Minuten Altindisch wird es nochmal kurz still - dann ertönt vom Haupthaus draussen der erlösende Gong - die erste Meditation des Tages ist nach fast einer Stunden zu Ende. Geschafft.

Die Meisten stehen langsam auf und bleiben noch einen Moment auf ihrem Kaffeepad stehen, um sich zu strecken. Andere verbeugen sich Richtung Podest. Ob das dem Lehrer oder dem CD-Player, sprich Goenka, gilt, erschliesst sich mir zunächst nicht. Ich behalte die Decke über meinen Schultern wie ein alter Indianer, gehe bedächtig zum Ausgang und trete hinaus ins Morgengrauen.

Wir verteilen uns. Mit meist gesenktem Haupt geht jeder seiner Wege. Das Gelände ist groß genug, um sich nicht dauernd über die Füße zu laufen. Schmale Trampelpfade aus knirschendem Granulat durchziehen das Anwesen. Für die nächsten zehn Tage ist das hier unser Auslauf, der Gefängnishof quasi. Die einen gehen nach links in einen kleinen Wald, die anderen nach rechts an der Baracke vorbei. Unterhalb des Haupthauses gibt es zwei größere Rasenflächen. Eine Art kleines Tal unten und etwa drei Meter darüber ein Hochplateau. In dem kleinen Tal stehen vereinzelt Bäume, ein paar Plastikstühle und eine Wäschespinne. Das gesamte Gelände ist durch einen brusthohen Jägerzaun umschlossen. Dahinter schliessen sich ausgedehnte Felder an, die sich zwischen kleinere Hügel legen. Ein sehr schöner weiter Blick, lediglich von ein paar kleinen Häusern in einiger Entfernung unterbrochen. Es ist ruhig - sehr ruhig.

Ich drehe eine kurze Runde durch die kühle Luft und gehe dann auf mein Zimmer, um mich kurz hinzulegen. Noch ein paar Minuten bis zum Frühstück. Jochen ist nicht da, und so habe ich das Zimmer für mich. Ich entspanne mich. Wie bitte? Nach einer Stunde Meditation entspanne ich mich? Eigentlich paradox. Aber wie steht es schon in dem Prospekt zu Vipassana geschrieben: Vipassana ist kein Urlaub, keine Erholungskur. Vipassana ist eine Technik und Methode. Und die muss erlernt werden. Erneut höre ich den Gong, diesmal fürs Frühstück. Ich stehe langsam auf und gehe zum Haupthaus.

Der Zugang zum Speisesaal ist jetzt nicht mehr am vorderen Eingang, durch den ich gestern zur Anmeldung gelangt bin, sondern hinten. Man muss ein paar Stufen hochgehen und kommt auf eine kreisrunde Terrasse.
Von hier hat man noch einen besseren Blick über die Felder, denn die Terrasse ist etwas erhöht. Eine kniehohe breite Steinmauer begrenzt den Bereich.

Durch eine Glastür gelangt man von der Terrasse ins Haus. Im Eingangsbereich sind als Sichtschutz große Pappwände aufgestellt worden, denn die Frauen kommen durch den vorderen Eingang in den Eingangsbereich und nutzen dann aber einen anderen Speisesaal rechts. Hier sollen sich Männer und Frauen nicht begegnen. Wohl zu viel erotische Ablenkung. Seis drum.

Da die Stellwände auf etwa 20 cm hohen Stelzen stehen, kann man durch den Spalt am Boden die Füße der weiblichen Teilnehmer etwa knöchelhoch beobachten. In dieser reizfreien Umgebung ein optisches Highlight, das für Fußfetischisten wahrscheinlich schon einer Peepshow ähnlich käme. Ich finde die Hausschuh-Parade sehr lustig.

Die Stellwände sind gleichzeitig auch Pinnwand. Hier wird nochmal an die Regeln für die zehn Tage erinnert (Du darfst nicht töten! Du darfst nicht stehlen! Du darfst keinen Sex haben!) und der Tagesablauf ausgehängt.

Ich betrete den Speisesaal. Der Raum ist etwa 6 Meter breit und zehn Meter lang. Man betritt ihn im hinteren Drittel. Hier ist auch das Frühstücksbuffet aufgebaut. Im restlichen Raum stehen zwei Tischreihen, die mit pflegeleichten Wachstüchern eingedeckt sind. Die Stühle sind bunt zusammengewürfelt, so wie wir, die wir darauf Platz nehmen sollen. An den Wänden sind, zusätzlich zu den Tischen in der Mitte, noch schmale Bretter angebracht. Hier kann man sich auch noch hinsetzen, wenn man keinen Platz gefunden hat.

Begehrt sind vor allem die Plätze am Fenster. Der Blick auf die Terrasse und die angrenzenden Felder ist entspannend.

Wer Pech hat, bekommt aber nur einen Platz mit Blick auf die Raufaserwand. Abstand dann vielleicht zehn Zentimeter. Das ist zwar trostlos, führt aber mal wieder zu einem Blick ins eigene Ich. Und man läuft nicht Gefahr, jemandem aus Versehen in die Augen zu schauen.

Das Frühstücksbuffet steht auf zwei Tischen und kann umrundet werden wie die Kaaba in Mekka. In der Mitte steht eine große Schüssel mit einem Brei, ich tippe auf Hirse. Dazu eingelegte Rosinen. Am Kopfende befindet sich die Müsli- und Cornflakesabteilung. Obst ist allgegenwärtig.

Auf einem weiteren Tisch an der Wand gibt es Vollkornbrot. Käse oder Wurst sucht man vergebens. Die Kost ist einfach, vollwertig und reichhaltig. Ich stelle mich für die Umrundung der Köstlichkeiten an und lade mir meinen Teller voll.

In der hinteren Ecke steht ein großer Heisswassertank, davor sind zahlreiche Teesorten in praktischen Aufgussbeuteln aufgebaut. Kaffee scheint es nicht zu geben. Ich entscheide mich für grünen Tee, schnappe mir direkt drei Beutel und werfe sie in meine von zu Hause mitgebrachte Thermoskanne. Heisswasser drauf und ich bin bereit fürs Frühstück. Ich schaue mich um.

An der mittleren Tischgruppe ist noch ein Platz frei. Mit einem überlauten Geräusch ziehe ich den Stuhl zurück und setze mich. Normalerweise würde man kurz „Hallo“

sagen, „ist hier noch frei?". So setze ich mich einfach schweigend dazu und habe kurz das Gefühl, irgendwie unhöflich zu sein.

Ich konzentriere mich auf mein Müsli, in das ich Bananen reingeschnibbelt habe. Darüber habe ich reichlich Joghurt gegossen und versuche nun, alles zu einem Brei zusammen zu matschen. Ich spüren förmlich, wie alle am Tisch meiner Zubereitung beiwohnen. Aber vielleicht bilde ich mir das auch nur ein.

Eigentlich versucht jeder hier im Raum, mit der Situation zurecht zu kommen. Das erste gemeinsame Essen in „Edler Stille" ist für viele eine völlig neue Erfahrung. So auch für mich. Wie verhalte ich mich, wenn ich jemandem aus Versehen in die Augen sehe? Oder jemanden im Affekt anspreche: „Entschuldigung - kann ich mal bitte den Zucker haben?" Alle konzentrieren sich darauf, keine Fehler zu machen. Leise klappert Geschirr, Stühle werden gerückt, jemand hustet. Ansonsten ist es still. Noch sind wir alle aufgeregt und auch wenn wir schweigen, so sind wir dennoch nicht bei uns. Das kommt vielleicht später, wenn wir auch innerlich zur Ruhe gekommen sind.

Ich genieße mein Müsli und merke, dass ich viel zu schnell gegessen habe. Und ich fange an zu beobachten. Die anderen, aber auch mich. Und beobachte ich mich nicht selbst auch dabei, wenn ich die anderen beobachte?

Bevor es jetzt zu philosophisch wird, beende ich das Frühstück. Habe noch genügend Zeit, mir darüber Gedanken zu machen. Erstmal richtig ankommen, die Lage checken und die Stimmung aufnehmen.

Ich stehe auf und stelle mich in die Spülschlange, die sich vor der Tür gebildet hat. Jeder ist angehalten, sein Geschirr und Besteck vorzuwaschen. Dann hat es die Küchencrew später leichter. Dazu stehen auf einem Servierwagen eine Schüssel mit schäumendem Wasser, eine weitere Schüssel für das gespülte Geschirr und ein kleiner Eimer für das Besteck. Der Kollege vor mir nimmt es anscheinend sehr ernst mit dem Vorspülen. Ich merke, wie nervös mich das macht.

“Kann der nicht schneller ...”, denke ich, ”wenn hier jeder so langsam...”. Muss über mich selber lachen. Wir haben doch hier alle Zeit der Welt. Warum rege ich mich auf? Ob er jetzt 30 Sekunden länger braucht um seinen Löffel sauber zu kriegen, ist doch völlig egal.

Ich lächle und er ist mittlerweile fertig. Na also. Nehme mir auch Zeit und vermute, dass der Mann hinter mir gerade die gleichen Gedanken hat, wie ich zuvor.

Bis zur nächsten Meditation sind es noch eine halbe Stunde. Ich gehe hinaus in die Morgensonne und drehe eine Runde.

Das ganze Areal, das uns Männern zur Verfügung steht, ist etwa 200 Meter lang und an der schmalsten Stelle 35 Meter breit. Start ist an der Terrassentreppe am Haupthaus. Ich wende mich nach rechts Richtung Westen auf das Hochplateau zu, das unterhalb der Terrasse liegt. Dann gehe ich den kleinen Weg runter ins Tal und folge dem

Jägerzaun nach links, Richtung Osten. Das ist jetzt eine lange Strecke, denn auf dieser Seite führt der Weg parallel zur Baracke und darüber hinaus bis in den kleinen Wald.

Ich gehe langsam und entspannt und brauche ca. zwei Minuten. Dann stehe ich in einem kleinen Tannenhain mit etwas Unterholz. Es ist hier durch die dichten Bäume dunkler. Der Weg ist nicht mehr mit Granulat aufgeschüttet. Hier geht man auf weichem Waldboden und Tannennadeln. Ab und zu kommen auch Baumwurzeln aus der Erde.

Der Weg teilt sich einmal in eine kleine und eine etwas größere Runde. Ich drehe die größere Runde, die in einem weiten Bogen wieder zurück Richtung Westen führt. Wenn man aus dem Wald heraus tritt, kommt man zum Eingang der Meditationshalle. Jetzt noch einmal direkt an der Baracke vorbei und ich stehe wieder vor dem Eingang zum "Lindenhaus" und der Treppe, die zur Terrasse führt. Die Runde hat jetzt gefühlte fünf Minuten gedauert. Aber landschaftlich abwechslungsreich, wenn man so will. Die Depressiven können in den dunklen Wald gehen, die Optimisten gehen ins sonnige Tal oder auf das Hochplateau. Wer noch höher hinaus will, der kann sich auf die Steinmauer der Terrasse setzen. Somit ist für jeden auf kleinstem Raum alles dabei. Erinnert mich irgendwie an ein künstlich angelegtes Freigehege im Streichelzoo.

Wir haben uns auf dem Areal verteilt, manche sind ins Haus gegangen, andere ziehen, ähnlich wie ich, gedankenverloren ihre ersten Kreise. Bevor um 8:00 Uhr die nächste

Meditation anfängt, gehe ich auch nochmal kurz aufs Zimmer. Dann wird bereits gegongt. Wie in der Oper - drei mal und los geht´s.

Zweite Meditation des Tages - bin ja nun vorgewarnt. Ich baue meine Sitzposition weiter aus und lege noch mehr Sorgfalt in die Platzierung der beiden Stützkissen für meine Knie. Einen Zipfel der Decke lege ich zwischen die Unterschenkel, damit es da keine Druckstellen an den Waden gibt. Jochen links neben mir sitzt im halben Lotussitz. Profi halt. Da habe ich schon beim Zusehen Schmerzen. Wie kann man das aushalten und überhaupt: warum eigentlich? Mein Schneidersitz tut es doch auch. Ist anstrengend genug.

Man könnte ja auch denken: warum sitzen wir hier nicht alle entspannt im Fernsehsessel, vielleicht sogar mit Massagelehne? Wäre doch viel einfacher. Stimmt, aber ich garantiere dafür, dass dann alle nach spätestens zwanzig Minuten laut schnarchen und sich ins Nirvana ratzen, anstatt sich in konzentrierter Aufmerksamkeit zu üben. Sinn soll ja gerade sein, wach zu bleiben und sich wahrzunehmen. Die sanfte Tour geht also nicht. Erleuchtung muss man sich schon hart erarbeiten. So scheint es zumindest.

Ich komme gut in die zweite Meditation. Die Konzentration auf den Atem fällt mir leichter. Sanft strömt die Luft in meine Nase. Ich kann den Luftzug gut spüren und auch lange dabei bleiben. Es ist schon spannend, was man alles entdecken kann, wenn man sich nur darauf konzentriert.

Die Luft strömt nicht einfach nur rein und raus. Da ist

ein Anfang des Atemzuges. Fast, als wenn der Atem auf Geschwindigkeit kommen muss. Dann kommt die Luft in Fahrt und strömt ein. Kurz vor dem Ende des Einatmens verlangsamt sich der Luftstrom unmerklich, um dann zum Stillstand zu kommen. Jetzt gibt es den Moment zwischen ein- und ausatmen. Wie der kurze Augenblick der Schwerelosigkeit, wenn man einen Ball hochwirft und er den höchsten Punkt erreicht hat, aber noch nicht zurückfällt. Danach das Ausatmen. Auch hier eine kurze Beschleunigung. Dann ein Druckaufbau, der sich gegen Ende des Ausatmens abbaut. In der letzte Phase des Ausatmens versiegt die Luft wie Wasser im Sand. Wie differenziert die vermeintliche Struktur der Dinge sein kann, wenn man sich nur darauf konzentriert und in die Tiefe schaut.

Nach ein paar spannenden Atemzügen driften meine Gedanken schon wieder ab. Es ist nicht leicht, sich über einen längeren Zeitraum nur auf eine Sache zu fokussieren. Unser Geist ist unruhig und heute, am ersten Tag in fremder Umgebung, nochmal besonders. Alles ist neu und es liegen noch so viele Herausforderungen vor uns. Ich denke an Sex. Nicht lange, nur so einen kurzen Moment, dann werde ich mir dessen bewusst und muss innerlich lächeln. Abstellen kann man den Gedanken sowieso nicht. Nach dem Motto: bitte denken sie nicht an einen rosa Elefanten. Zu spät - schon passiert! Dann denke ich an die Zugfahrt gestern von Berlin nach Triebel. Nicht, dass das was mit Sex zu tun hätte, aber in der Meditation kommen und gehen die Gedanken oft, ohne dass sie einer Logik folgen. Zurück zur Atmung.

Ich schaffe wieder ein paar Atemzüge in voller Konzentration. Dann scheint das meinem Geist zu langweilig. Er jongliert wieder mit Gedanken und lässt sich vom gelegentlichen Hüsteln und Schniefen ablenken. Natürlich kommt auch der Schmerz wieder vorbei und sagt entschieden guten Tag.

Die Anweisungen von Goenka, die uns über CD erreichen, sind klar und simpel: Konzentriere Dich auf den Luftstrom an den Eingängen Deiner Nasenlöcher. Nicht mehr - aber auch nicht weniger. Wer glaubt, dass das so einfach ist, wie es sich anhört, sollte das mal fünf Minuten machen. Da merkt man erst, wie unruhig der Geist ist und wie er immer wieder Futter braucht, mit dem er sich beschäftigen kann. Da ist der Luftstrom an den Nasenlöchern aber schnell langweilig.

Um 9:00 Uhr gibt es eine kleine Pause. Ich vertrete mir die Beine im Freigehege. Da es jetzt schon hell ist, entscheide ich mich, in den Wald zu gehen. Weicher Boden federt meine Schritte ab, es riecht nach Tannen, und die Vögel zwitschern um die Wette. Ich bin noch ganz still mit mir und froh, jetzt nicht reden zu müssen.

Die weitere Runde in dem Waldstück führt an einer kleinen Lichtung vorbei. Hier sind ein paar Zelte aufgestellt, in der anscheinend Teilnehmer übernachten. Wahrscheinlich ist der Kurs völlig ausgebucht. Ich habe auch lange auf einer Warteliste gestanden, bevor ich den Platz bekommen habe. Der Andrang ist enorm. Hat mich bei der Anmeldung sehr gewundert, denn das Stichwort Vipassana hatte ich vorher noch nicht gehört. Und es ist ja nicht gerade so, als wenn ich mich nicht in dafür sensibilisierten Kreisen bewegen würde. Übrigens hat mich Sonja, eine junge Musikerin aus Berlin, darauf gebracht. Sie hat Vipassana selbst schon mal gemacht, mit ihren jungendlichen 22 Jahren.

Es geht weiter - der erste Gong vibriert über das Gelände. Ich beende langsam meinen Rundgang, ziehe mir an der Eingangstür zur Meditationshalle nochmal frische Luft tief in die Lungen und betrete den Vorraum. Hier haben alle ihre Schuhe abgestellt, denn die Halle wird mit nackten Füssen oder Socken betreten. Meine Flip-Flops stelle ich direkt an die Tür, da finde ich sie auch schnell wieder. Habe dabei ein etwas schlechtes Gewissen. Kommt mir so vor, als wenn ich direkt vor dem Restaurant meinen Wagen parken würde, während sich andere ans Halteverbot halten.

Mr. Teakwondo sitzt bereits auf der Meditationsmatte hinter mir und macht sich zurecht. Aber was muss ich da sehen? Seine Decke berührt meine Meditationsmatte! Oh Mann, der geht mir jetzt schon auf den Keks. Warum kann der keinen Abstand halten? Ist doch Platz für jeden! Aber nein, der muss sich breit machen. Ich setze mich auf meine Matte und schiebe seine Decke demonstrativ etwas nach hinten. So, dem hab ich es aber gegeben! Er scheint das zu ignorieren. Zumindest sagt er nichts! Na, das wird ja ein spannendes Thema für mich. Ich merke, wie ich mich dadurch ganz schön ablenken lasse und versuche, mich auf die nächste Meditation zu konzentrieren.

Meine Sitzposition ist suboptimal, aber jetzt habe ich auch keinen Nerv, noch kurzfristige Experimente zu starten. Ich konzentriere mich wieder auf die Nasenlöcher und ignoriere den bereits jetzt vorhandenen Schmerz im linken Bein. Meine Gedanken wandern nach einigen konzentrierten Atemzügen zurück zu Mr. Teakwondo in meinem Rücken. Jede Bewegung, jedes Schniefen oder Hüsteln von ihm nehme ich besonders intensiv wahr. Natürlich frage ich mich, warum mich das so aufregt, denn objektiv betrachtet macht er nichts Besonderes. Er ist weder lauter als andere, noch hektischer.

Und wenn es eine attraktive Frau wäre? Oder Jochen, mit dem ich zumindest mal ein paar Wort gewechselt habe? Dann sähe das schon ganz anders aus. Also muss es allein mit mir zu tun haben. Erschreckend, wie unausgeglichen ich an diesem Punkt anscheinend bin.

Ich entschließe mich, das zunächst nur zu beobachten. Kann sowieso nichts anderes tun, so sprachlos, wie wir hier alle sind.

Langsam wendet sich meine Aufmerksamkeit wieder den Nasenlöchern zu. Ich konzentriere mich auf meine Atmung und versuche, alles andere zu ignorieren. Meine Gedanken ziehen wie Wolken an mir vorbei - zumindest habe ich das mal als Beschreibung gelesen und finde das Bild sehr schön. Gedanken, die als Wolken vorbeiziehen und die man nur beobachtet.

So geht die dritte Meditation des Tages schnell vorbei und als Goenka wieder seine Stimme vom Band erhebt, bin ich schon fast überrascht, wo die Zeit geblieben ist.

Ich stehe zügig auf und werfe Mr. Teakwondo noch einen genervten Blick zu, der schaut aber nicht hin. Auch gut. Es ist 11:00 Uhr - jetzt haben wir eine größere Pause, die nächste Meditation ist erst in zwei Stunden, Mittagessen schon in wenigen Minuten. Wann habe ich zuletzt um 11:00 Uhr zu Mittag gegessen? Das ist eher die späte Frühstückszeit bei mir. Hunger habe ich trotzdem und ich bin gespannt, was es hier zu Mittag gibt. Vegetarisch natürlich und für die ganz Konsequenten gibt es auch veganes Essen. Ich stehe am Buffet, das einen sehr guten Eindruck macht. Salat satt mit verschiedenen Dressings, Ölen und Körnern zum Verfeinern, zwei unterschiedliche Hauptspeisen - in diesem Fall ein Kartoffelauflauf und etwas mit Gemüse und Reis. Wer hier nichts für sich findet, hat eine Essstörung.

Ich lade mir einen Teller mit Auflauf voll und garniere das ganze mit etwas Salat. Die begehrten Fensterplätze sind bereits besetzt, die Tische in der Mitte auch. Ich setze mich vor die Wand und versuche, etwas langsamer als noch beim Frühstück zu essen. Mit dem Blick auf die Raufaser gelingt mir das auch.

Der Kartoffelauflauf schmeckt köstlich, der Salat ist knackig frisch. Sicher direkt vom Bauern des Vertrauens aus der Region eingekauft. Was die wohl von dem Meditationszentrum hier halten? Für Zaungäste muss das sehr merkwürdig aussehen, wenn hier erwachsene Menschen schweigend durch den Garten wandern und sich noch nicht mal anschauen. Da würde ich gern mal am Stammtisch im Dorf dabei sitzen und zuhören, wie sie sich das erklären.

Auf welche Gedanken man so kommt, wenn man mit sich allein ist. Hoffentlich wird das nicht noch schlimmer. Ich überlege, mir noch einen Nachschlag zu holen, verwerfe die Idee aber wieder, denn wir sind ja hier nicht beim All-You-Can-Eat-For-Free - Buffet. Wenn sich hier jeder einen Nachschlag holen würde, könnte die Küche dicht machen. Ich hatte eine gute Portion, eine richtig gute Portion - das muss reichen. Gut - so ein Apfel geht immer. Ich greife zu und giesse mir noch schnell einen frischen Tee in meine Thermoskanne. Der Teller und das Besteck sind schnell abgespült - ich trete hinaus auf die Terrasse und ins Licht.

Es ist warm geworden. Ich suche mir im Tal einen dieser Plastikstühle und lege meine Beine auf einen kleinen Baumstumpf, der dort als Sitzgelegenheit hingestellt wurde. Die Sonne scheint mir jetzt genau ins Gesicht. Ich giesse mir einen Hagebuttentee ein, schraube die Kanne wieder zu und atme tief ein. Alles in Ordnung bis jetzt. Mir geht es gut. Ich schlürfe meinen Tee, beisse in den Apfel und lehne mich zufrieden zurück.

Auch zwischen den Meditationen macht sich der Geist auf den Weg und ruht sich selten aus. Das wird einem natürlich in so einer Atmosphäre besonders bewusst. Nachdem alle Ablenkungen auf ein Minimum reduziert sind, kommt der eigentliche innere Dialog zum Vorschein. Alltägliches bis Philosophisches kommt einem in den Sinn.

Ich beobachte Jochen, der gerade seine Kreise durchs Tal zieht. Er hat ein leichtes Lächeln auf den Lippen und sein Oberköper ist etwas vorgebeugt. Die Hände hat er auf dem Rücken verschränkt. Seine Schritte sind nicht fließend. Er setzt jeden Schritt ganz bewusst und sieht dabei aus wie ein Storch, der durch ein Stoppelfeld stolziert.
Ich mag ihn. Er hat eine sehr sympathische Ausstrahlung. Ihm brauche ich keinen Spitznamen zu geben, denn ich kenne ja seinen richtigen Namen. Bei den anderen spiele ich automatisch das „look-alike"-Spiel.

Graciano Rocchigiani, z.B. ein stämmiger Typ, breiter Oberkörper, eng anliegendes T-Shirt mit halbem Arm. Die Unterarme sind umfangreich tätowiert. Seine Haare sind sehr kurz geschoren und wenn er geht, strotzt er voll Kraft. Man möchte ihm nicht unvorbereitet in der Nacht begegnen, obwohl er ein sympathisches Gesicht hat. Auch er lächelt ein wenig. Er geht zielstrebig, schlendert nicht. Stellt sich an den Zaun und schaut über die Felder. Dann geht er zu einem Stuhl und setzt sich. Immer ein Ziel, kein "treiben lassen".

Wenn die Menschen um einen herum nicht sprechen und keine Mimik haben, bleiben letztendlich nur die wenigen Gesten und Körperhaltungen, um sich ein Bild zu machen. Natürlich ein sehr subjektives und von Vorurteilen behaftetes Bild. Aber letztendlich ist das ja ein Automatismus.

Ich kann es nicht abstellen. Und es sagt wahrscheinlich mehr über mich und meine Konditionierungen aus, als über den Menschen, den man mal so eben in eine Schublade packt. Graciano geht Richtung Haus. Ich schaue ihm noch kurz nach, dann schließe ich die Augen und fühle die Sonne auf meiner Haut. Vorurteile: man kann sie als Reflex wohl nicht vermeiden. Wichtig ist nur, die Schubladen immer offen zu halten.

„Jaja, jetzt genieß mal die Sonne. Hast noch genug Zeit, dir Gedanken zu machen!“ Ich gehorche mir und genieße die Sonne.

Kleiner Zeitsprung, es ist 14:00 Uhr und wir sitzen in der ersten Nachmittagsmeditation. Ich suche wieder eine halbwegs schmerzfreie und bequeme Sitzposition. Optimistisch gehe ich davon aus, dass ich damit die nächsten 60 Minuten durchhalte. Fühlt sich bis jetzt gut an.

Ich atme tief durch, strecke den Rücken und schließe meine Augen.

“Sei entspannt im Hier und Jetzt”, ich konzentriere mich. Die dunkle Stimme von Goenka brummt langgezogen

“Start again - start again!” und wieder erklärt er, dass wir uns auf die Atmung konzentrieren sollen. Kein Problem. Mittlerweile bin ich auf Knopfdruck bei den Aussenrändern meiner Nasenlöcher und spüre den sanften Luftzug beim Ein- und Ausatmen.

Der weitere Verlauf der Meditation ist eine Mischung aus Schmerzinformationen aus dem Beinbereich, ein permanenter Rundrücken, den es immer wieder zu strecken gilt und diverser Ablenkungen aus dem Bereich Husten, Schnupfen, Heiserkeit der meditierenden Kollegen. Nach knapp einer Stunde macht sich dann die Sehnsucht in mir breit, dass doch endlich Goenka wieder singend das Ende der Sitzung einleiten möge.

Aber Geduld: ich merke, dass ich wieder eine Treppenstufe tiefer in meine Entspannung komme. Die Außenwelt zieht sich ein kleines Stück zurück. Zumindest jetzt in der Meditation. In der Halle steigt die Unruhe. Je länger die Meditation dauert, um so lebendiger werden die Meditierenden. Die Profis vorne bleiben allerdings wie einbetoniert sitzen, ohne sich zu bewegen. Wir Novizen versuchen hingegen schon nach einer halben Stunde unbequeme Sitzpositionen zu verändern. Das scheint dann dementsprechend ansteckend zu sein. Gegen Ende der 60 Minuten sind wir dann alle verzweifelt auf der Suche nach einer erlösenden Körperhaltung. Hier ein Millimeter nach links, da das Knie etwas strecken, den Rücken gerade, den Kopf heben, das Kissen etwas nach vorne, den Po etwas anheben. Durchhalten!

Kurze Pause. Wir strecken uns alle noch am Platz und gehen dann geordnet vor die Tür.

Ich werfe einen flüchtigen Blick auf die weiblichen Teilnehmer, die ja ihren eigenen Ausgang haben. Sie schlappen genau wie wir Männer mit gesenktem Kopf der Tür entgegen. Vorherrschendes Outfit: weite Hosen, Sweatshirt und möglichst unauffällig. Kein Blickkontakt. Gut so. Fühle ich ja schon für diesen 3-Sekunden-Blick wie ein Spanner.

Ich trete hinaus in die Sonne und überlege, ob ich links in den Wald oder rechts in Richtung Hochplateau gehe. Es treibt mich nach links. Im Wald ist es kühl. Die Stille ist angenehm. Wenn ich jemandem begegne, bin ich froh, nichts sagen zu müssen. Einfach aneinander vorbei gehen. Keine Floskeln, kein aufgezwungenes Lächeln. Einfach wort- und grusslos aneinander vorbei gehen. Ist schon gewöhnungsbedürftig, aber irgendwie auch entlastend. Ich ziehe zwei Runden Wald, Tal, Hochplateau und dann geht es auch schon wieder weiter.

Wir kommen erneut vor dem Eingang zur Halle zusammen, genießen die letzten Sonnenstrahlen des Tages und gehen dann schweigend einer nach dem anderen hinein.

Ich parke meine Flip-Flops wieder zentral und schlüpfe in die Halle. Sofort umhüllt mich ein leises Schweigen, wie es in einer Kirche vorzufinden ist, die man ehrfürchtig betritt. Ich setze mich auf mein Meditationskissen, stütze meine Knie mit zusätzlichen Kissen und lege mir die Decke über. Brille zur Seite, Uhr ab und Augen zu. Ich bin wieder bereit und weiterhin neugierig, was das alles mit mir macht.

“Start again!”

Endlich Abendessen - ok, aber ob man das als Essen bezeichnen kann, ist fraglich, denn um 17:00 Uhr gibt es nur noch Obst und Tee. Für erfahrene Schüler sogar nur Tee - noch nicht mal Obst. Ich schnibbel mir zwei Bananen und einen Apfel in eine Schüssel, nehme mir ein Zitronenwasser und setze mich an einen freien Platz am Fenster. Hinter mir höre ich nur Stühle rücken und Geschirr klappern. Das Obst ist lecker, das Zitronenwasser erfrischend.

Draußen auf der Terrasse setzen sich ein paar Teilnehmer in die Sonne. Ein junger, japanisch aussehender Mann mit tiefschwarzen langen Haaren fällt mir auf. Der Samurai. Schon wieder eine neue Schublade. Interessant, dass sich auch junge Menschen für so etwas wie Vipassana interessieren. Aber vielleicht auch wieder mein Vorurteil, dass man eine gewisse Lebenserfahrung braucht, um von Meditation und buddhistischer Lehre angezogen zu werden.

Der Samurai ist interessant. Hätte gerne ein paar Worte mit ihm gewechselt. Vielleicht ergibt es sich, wenn wir in neun Tagen wieder miteinander reden dürfen. Da werden dann wahrscheinlich alle meine Schubladen aufgezogen und es gibt ein heiteres Umsortieren.

Ich spüle meine Schüssel und gehe auf mein Zimmer, um mich noch mal für zehn Minuten auszustrecken. Jochen ist nicht da, also habe ich meine Ruhe. Ich lege mir mein Meditationskissen unter den Kopf und atme entspannt aus. Herrlich. Können wir nicht alle unsere Matratzen mitbringen und im Liegen meditieren? Ok, ist ja nur so`ne Idee.

Der Gong reisst mich aus dem Sekundenschlaf. Es geht weiter. Gleich 18:00 Uhr, Meditation in der Halle. Jochen ist mittlerweile auch im Zimmer, habe es gar nicht gemerkt. Gemeinsam machen wir uns fertig. Was unter diesen Bedingungen auch immer „gemeinsam“ bedeutet.

Vor der Halle haben sich bereits einige Teilnehmer versammelt. Die Sonne ist nur noch in einem kleinen Bereich zu Gast. Dort steht Harry Potter mit geschlossenen Augen und Gesicht Richtung Wärme. Harry Potter deshalb, weil er eine große Brille mit runden Gläsern trägt und etwas wuschelige Haare hat. Sein jugendliches Gesicht unterstreicht den Eindruck. Er hat ganz dünne Beine und auch sonst nicht viel auf den Rippen. Harry Potter halt.

Bevor der letzte Gong ertönt, gehe ich in die Halle und setze mich auf meinen Platz. Kurz danach kommt Mr. Teakwondo und randaliert wieder hinter meinem Rücken. So zumindest meine Wahrnehmung. Mir kommt ein Spruch von Heinz Erhardt in den Sinn: „einfach nicht ignorieren!“.

Versuche, mich auf etwas anderes zu konzentrieren. Jochen setzt sich gerade, verbeugt sich aber vorher noch mit gefalteten Händen vor dem Gesicht. Dann baut er seine Schaumstoffburg um und kommt im halben Lotussitz zur Ruhe. Als ewig Letzter erscheint Speedy Gonzales, ein sehr drahtiger, durchtrainierter Typ. Ich habe ihn so getauft, weil er das Gelände zur persönlichen Rennstrecke erklärt hat und mit erhöhter Geschwindigkeit seine Formel1-Kreise zieht. Ich glaube, er schafft die Strecke Hochplateau - Wald und wieder zurück unter einer Minute. Dabei läuft er nicht, was ja auch verboten ist. Er walkt. Aber mit so einer Energie und Kraft, dass man ihm freiwillig aus dem Weg geht. Er stellt sich an seinen Meditationsplatz und macht erstmal Gymnastik. Dazu zieht er seinen linken Fuß

hinten mit der Hand hoch, danach den rechten Fuß. Dann lockert er sich, schaut sich noch einmal um und nimmt Platz. Man spürt förmlich seine Anspannung.
Die Lehrer ziehen wieder ein. Erst Meister Yoda, dann meine Deutschlehrerin. Leise - konzentriert - klar. Sie setzen sich, legen die weißen, dünnen Decken über die zum Lotussitz verschränkten Beine und versenken sich.
Meister Yoda zieht wieder eine CD hervor und legt sie in den Player. Es geht wieder los:

„Start again!".

Es bleibt dabei - wir sollen uns weiterhin auf die Nasenlöcher konzentrieren. Einströmende und ausströmende Luft. Immer wieder. Ich konzentriere mich. Gedanken fliegen vorbei. Zurück zur Nase. Wieder Gedanken, die vorbei kommen. Ich analysiere, empfinde, spekuliere, fühle mich gut, fühle mich gelangweilt, habe Phantasien.

Manchmal, für eine Mikrosekunde, bin ich in einer Art Nichts. Kein fassbarer Gedanke, keine empfundene Konzentration, keine Empfindungen. Dann bemerke ich diesen Zustand und bin wieder ganz weit weg von dem Nichts. Hab das schon mal bei der Transzendentalen Meditation gehabt, diese gedankenlosen Zustände. Auch immer nur ganz kurz, kaum wahrnehmbar. Flüchtig wie Antimaterie. Zumindest stelle ich mir das so vor.

Die Meditation verläuft mit den üblichen Schmerzen in den Beinen. Hinzu kommt ein stechender Schmerz im Rücken, der sich aber durch gerades Sitzen unter Kontrolle bringen lässt. Problem ist nur, dass man nach wenigen Minuten wieder bucklig da sitzt und sich aufrichten muss.

Nach einer Stunde steigen wir sanft aus der Meditation aus. Wir haben jetzt die Möglichkeit, den Vortrag von Goenka in der Halle in deutscher Übersetzung zu hören, oder in einem anderen Haus als Video auf englisch zu sehen. Jeder Tag wird mit so einem Vortrag beendet. Darin soll nochmal der Sinn und Zweck der Vipassana-Meditation erläutert werden.

Da Sonja, die junge Musikerin aus Berlin, das schon mal mitgemacht hat, empfahl sie mir, lieber das Video anzuschauen. Ich nutze die kleine Pause für einen Toilettengang und treffe mich um 19:00 Uhr wieder vor der Halle mit anscheinend Gleichgesinnten.

Ein Assistent geht schweigend vor uns entlang in den Wald. Dort biegen wir in einen kleinen Weg ab, der sonst durch eine Kordel abgesperrt war. Wir werden um den Frauenbereich herum geführt. Ich wage einen kleinen Blick ins verbotene Areal.

Dort zieht eine weiblich Karawane schweigend ihre Kreise. Das Gelände der Frauen scheint weniger attraktiv als unsere Auenlandschaft. Es sieht eher nach einer Trabrennstrecke aus. Großes Oval mit wenig Grün.

„Da passen ja die Stuten ganz gut dazu," schiesst es mir durch den Kopf. Oh Mann - was spricht da durch mich?

Wir erreichen eine kleine Hütte. Der Assistent öffnet die Tür zu einem kleinen Vorraum. Hier sind Matten, Decken und Meditationskissen gelagert. Ich nehme mir eine Matte, eine Decke und zwei Kissen. Wir betreten einen kleinen Raum. Hier steht in einem Ikearegal ein alter Fernseher, darunter weitere Elektrogeräte.

Wir suchen uns alle einen Platz an der Wand. Da wir eine kleine Gruppe von etwa zehn Leuten sind, findet jeder eine Stelle. Ich mache es mir gemütlich. Endlich sitzen mit Anlehnen. Herrlich!

Der Assistent gibt kurze Anweisungen. Auch hier bitte nicht reden. Die „Edle Stille" findet auch hier Anwendung. Und bitte nicht die Füße Richtung Fernsehgerät strecken. Unhöflich - verstehe.

Hinlegen gilt auch nicht. Also ist die Wand schon ein guter Kompromiss. Ich lege mir die Decke über die Schultern, denn am Rücken wird es kalt. Die beiden Meditationskissen platziere ich unter die Knie. Auf meinem roten Meditationskipferl sitzt es sich bequem. Alles fein.

Der Assistent schaltet den Fernseher an. Anscheinend ist da eine Festplatte angeschlossen, denn er zappt sich durch ein Dateiverzeichnis, um dann das entsprechende Video aufzurufen. Also das hätte ich jetzt nicht erwartet. Ich lehne mich zurück und hätte fast lauthals losgelacht, als der Monitor zu flackern beginnt.

Vortrag S.N. Goenka, Tag eins

Auf einem Podest, ähnlich wie in unserer Meditationhalle, sitzen ein älterer Herr und eine nur unwesentlich jüngere Dame. Selbige hat eine große runde Hornbrille auf (geschätzte 5 Dioptrien) und einen roten Punkt auf der Stirn. Sie ist mit einem indische Sarong bekleidet, insofern spricht vieles dafür, dass sie Inderin ist. Sie schaut mit völliger Teilnahmslosigkeit knapp an der Kamera vorbei. Ihre Körperhaltung könnte man als nicht vorhanden bezeichnen. Sie wirkt gelangweilt. Der ältere Herr hat ein gemütlich - rundes Gesicht mit Pausbacken. Die grauen Haare sind glatt nach rechts gekämmt, die Augen verbergen sich hinter schmalen Schlitzen, der breite Mund lächelt.

Beide sitzen im Schneidersitz vor einer grau-blassen Wand. Im cremefarbenen Oberhemd wirkt Goenka wie ein indischer Beamter. Allerdings hat er ein weißes Laken umgebunden, das wie ein Badehandtuch aussieht. Da sind wir dann schon eher im Genre „indische Yogalehrer".

Die Qualität der Videoaufzeichnung ist auf dem Niveau von schlechtem VHS aus den 80ern. Der Kameramann hat einen experimentellen Bildausschnitt gewählt und beide Personen links unten positioniert, um die graue Wand richtig zur Geltung kommen zu lassen. Für mich aus professioneller Sicht sehr amüsant.

Goenka beginnt, zu einer nicht weiter definierten Gruppe zu sprechen, die wohl im selben Raum anwesend ist. Er spricht ein leicht verständliches Englisch und seine Stimme ist angenehm. Mit wenigen Sätzen hat er meine volle Aufmerksamkeit. Er holt uns da ab, wo wir sind:

“Ihr habt den ersten Tag jetzt hinter Euch, neun weitere Tage harter Arbeit werden folgen.” Und dann entwickelt er druckreif ohne Manuskript, ohne Versprecher, ohne den Faden zu verlieren, den Unterbau für all das, was hier passiert und weiterhin passieren soll.

Zunächst stellt er mal klar, dass diese Vorträge kein “intellektuelles Entertainment” sind. In den abendlichen „dhamma-talks“ soll die Technik von Vipassana vertieft werden, damit man auch weiß, warum man was wie macht, sich z.B. auf die Atmung zu konzentrieren.

Es geht darum, die Realität so zu sehen, wie sie ist und nicht, wie ich sie gerne hätte:

“just observe!”

Und um das zu trainieren, ist die Konzentration auf die Atmung perfekt. Atmung ist natürlich, passiert einfach und ist eine körperliche Erfahrung. Sie zu beobachten bedeutet, sich selber zu beobachten. Und zwar nicht nur seinen Körper, sondern auch seinen Geist. Denn der funkt immer dazwischen und man stellt nach wenigen Minuten fest, dass man sich nicht lange nur auf seinen Atem konzentrieren kann.

Dann kommt der Verstand. Und den unterteilt Goenka in zwei Arten von Gedanken: gefällt mir, oder gefällt mir nicht. Daumen hoch, oder Daumen runter. Wenn mir etwas besonders gefällt, dann will ich den Zustand halten und vielleicht mehr davon haben. Wenn ich das , was ich begehre, dann nicht bekomme, bin ich enttäuscht und leide darunter.

Anderer Fall: wenn ich etwas nicht mag, dann will ich, dass das möglichst schnell aufhört. Ich entwickle eine Aversion gegen den Zustand. Also leide ich schon wieder.

Der Ursprung von Leid hängt also von meiner persönlichen Einschätzung einer Situation ab. Mein Verstand interpretiert, beurteilt, bewertet. Wenn ich mich nur auf die Atmung konzentriere und versuche, gedankenfrei im Jetzt zu sein, ist alles fein. Keine Sehnsucht, keine Aversion. Keine Sehnsucht nach einem neuen Atemzug, keine Aversion gegen ein erneutes Ausatmen. Erst wenn der Verstand dazu kommt, wird es kompliziert.

Leben im Hier und Jetzt. Oft beschrieben, immer wieder zitiert, aber nie wirklich "erfahren". Und da kommen wir zu dem nächsten entscheidenden Punkt. Goenka sagt, dass man all dies selbst erfahren muss. Erfahren, also selbst erleben. Nicht intellektuell verstehen und dann einem Buddha, Jesus oder Mohamed nachfolgen, sondern seine persönliche Wahrheit erfahren. Dafür lernen wir die Technik Vipassana. Wir sind also hier, um eine Technik zu erlernen, die es uns ermöglicht, unsere persönliche Realität sehen zu können. Und damit ist nicht gemeint, was wir sehen wollen, sondern die Dinge so zu sehen, wie sie wirklich sind. Ohne unsere Interpretationen.

Nach Goenka geht es hier um nicht mehr, aber auch nicht weniger als um die universelle Wahrheit, die man persönlich erfahren soll. Und diese universelle Wahrheit ist nicht

christlich, jüdisch oder islamisch.
Atem strömt ein. Ich spüre, der Atem strömt ein. Der Atem strömt aus. Ich registriere, der Atem strömt aus. Und gut ist. Das ist kein Atem, der einem Glauben folgt, sondern dieser universellen Wahrheit. Das ist „The Tutt!“ - und damit meint er „The truth“ - die Wahrheit.

Goenka kann das wunderbar klar beschreiben. Die rechte Hand ergänzt seine Worte mit Gesten. Seine Mimik ist reduziert, aber er wirkt hellwach und konzentriert. Das Wort “Guru” drängt sich mir hier nicht auf. Dafür ist das alles zu authentisch, zu nüchtern, zu reduziert.

Der Kameramann hat nach ein paar Minuten entschieden, dass die Dame zu Goenkas Linken keine inhaltliche Bedeutung hat und durch ihren gelangweilten Blick eher kontraproduktiv ist. Ruckelnd versucht er, Goenka auf einer Art Halbtotalen zu verdichten, was ihm nach einigen Versuchen auch gelingt. Seine Begleitung ist dann nur noch als Schatten an der Wand erkennbar.

Goenka führt weiter aus, dass unsere Gedanken nur in der Zukunft und in der Vergangenheit leben können. Das "Jetzt" ist für unseren unruhigen Geist unerträglich.
Entweder schwelgt man in Erinnerungen oder projiziert schon mal sehnsüchtig oder ängstlich in die Zukunft. Aber den Moment einfach nur empfinden, ohne zu bewerten, ist für unseren Verstand unattraktiv. Deshalb die Konzentration auf die Atmung. Das ist pures Jetzt.

Dann erklärt er nochmal, warum die Regeln für die zehn Tage so wichtig sind. Schweigen führt dazu, dass man nur seine Empfindungen wahrnehmen kann und keine Erklärungen übernimmt, die in Gesprächen mit anderen entstehen können. Außerdem kann man nicht lügen, wenn man schweigt. Da hat er auch wieder Recht.

Pünktlichkeit unterstreicht die Ernsthaftigkeit der Arbeit und vermeidet, dass andere in ihrer Arbeit gestört werden. Akzeptiere den schmerzhaften Prozess in den nächsten zehn Tagen. Körper und Geist werden zwar rebellieren, aber das ist ganz natürlich. Der zweite und der sechste Tag sollen die Schlimmsten sein. Da brechen die meisten Teilnehmer ab. Goenka appelliert, durchzuhalten. Er ergänzt die Hauptregeln noch durch persönliche Empfehlungen.

Man solle doch bitte der Versuchung widerstehen, Mittags auf Vorrat mehr zu essen als notwendig, um das karge Abendessen aufzufangen. Ein voller Bauch meditiert nicht gerne. Logisch. Dann empfiehlt er, sich in der freien Zeit nicht länger als fünf Minuten hinzulegen. Er befürchtet, dass man dann einschläft, anfängt zu schnarchen, andere dadurch auch zum Hinlegen animiert und die würden dann auch schnarchen und dann hätte man zum Schluss ein Schnarch- und kein Meditationszentrum. Aus dem Off hört man auch herzhaftes Lachen. Der Mann hat Humor.

Auch ich lache verhalten, wie einige in dem Raum. Immerhin, eine feine Form der Kommunikation - gemeinsames, einsames Lachen.

Goenka beendet seinen Vortrag mit einigen altindischen Sätzen und der entsprechenden Übersetzung, dass alle Menschen glücklich sein sollen. Die Gruppe aus dem Off antwortet mit gemeinschaftlichem Sadu-Sadu-Sadu. Dann folgt noch ein väterliches “Take Rest” und der Vortrag ist beendet.

Ich bin angenehm berührt. Bekomme ich doch hier die Gebrauchsanleitung für den ersten Tag nachgeliefert und nochmal erklärt, was dahinter steckt. Hirnfutter, aber auch wichtige Hinweise, warum und wieso ich mir schmerzhafte Knoten in die Beine mache. Wir sortieren unsere Decken und Matten und treten in den mittlerweile dämmernden Abend. Sterne sind zu sehen und ich folge einem Teilnehmer mit Taschenlampe.

„Auch eine Form von "Erleuchtung"“, denke ich.

Wir kommen an der Meditationshalle vorbei und hören durch das geöffnete Fenster, dass die Gruppe dort die deutsche Übersetzung des Vortrages hört, den wir gerade gesehen haben. Es ist wieder der lispelnde Rheinländer. Ich bin froh, das Video gesehen zu haben, auch wenn vielleicht die ein oder andere Vokabel unterging. Goenka auch bei seinen Ausführungen sehen zu können, empfinde ich als Bereicherung.

Es ist mittlerweile 21:00 Uhr. Der erste vollständige Tag geht zu Ende. Ich gehe direkt auf mein Zimmer und mache mich fertig. Fühle mich erfüllt, aber auch müde. Meine letzte Wahrnehmung ist, dass ich mich zur Wand drehe, als Jochen nochmal das Licht anmacht. 21:30 Uhr - ich schlafe ein.

Zweiter Tag: Sanfter Hauch an Nasenlöchern

Boiiiing - ich habe das Gefühl, dass der Schwengel des Gongs direkt auf mein Trommelfell gehauen wird. Dabei ist Konrad nur an unserer Zimmertür vorbei gelaufen und hat der grossen Metallplatte, die den Gong darstellen soll, nochmal einen neuen Schwung geben. Es ist 4:00 Uhr morgens und wieder nicht meine Zeit.

Jochen schläft noch. Bin also der Erste. Ich schnappe mir meinen Kulturbeutel und gehe Richtung Badezimmer. Immer mehr Leute strömen aus ihren Zimmern den Gang hinunter. So stelle ich mir Bundeswehr vor. Nur, dass dann da noch jemand steht und einen anbrüllt.

Der zentrale Anlaufpunkt: das Badezimmer. Hier bin ich leider nicht der Erste. Aber die Behindertendusche ist frei. In unserer Gruppe gibt es keinen Behinderten. Also rein und genießen. Platz satt. Das Wasser weckt mich auf und bringt mich auf die notwendige Betriebstemperatur.

Bin gut im Zeitplan und um 4:15 Uhr wieder raus. Gehe zurück auf's Zimmer und ziehe mir die Meditationshose an, nehme mein Kissen und gehe durch die kaltfrische Luft zur Halle. Es ist noch stockfinster und sternenklar. Ich bin stocknüchtern und auch klar. Zweiter Tag Vipassana: habe noch die sinngemäßen Worte von Goenka im Kopf „harte Arbeit steht an, nutze die Zeit. Schliesslich hast du dich auf die zehn Tage eingelassen - dann fülle sie auch mit Inhalt."

Ich parke im Vorraum wieder meine Flip-Flops direkt an

der Tür und betrete die noch kalte Meditationshalle. Indianertreffen. Alle hüllen sich in Decken. Ich bleibe sportlich und lege mir die Decke nur um die Hüften.

Meine Sitzkonstruktion für heute: Zwei herkömmliche Meditationskissen für die Knie, die Decke für die Feinabstimmung und mein halbmondförmiges Kipferl unterm Hintern. Ich bin auf den Schmerz vorbereitet.

Um mich herum haben sich auch andere Menschen Gedanken gemacht, den zweiten Tag möglichst schmerzfrei zu verbringen. Jochen neben mir macht ebenfalls auf Indianer. Er hüllt sich in seine Decke und sortiert fein säuberlich seine Schaumstoffkonstruktion. Es scheint um Millimeter zu gehen. Nach einigen Minuten hat er dann seine perfekte Konstellation gefunden und verharrt in demonstrativer Stille. Eine Minute später geht das Spiel wieder los. Zupfen hier, zerren da - Ruhe. Wünsche ihm, nicht uneigennützig, Schmerzfreiheit für die nächsten zwei Stunden.

Ich selbst weiß, dass es bald wieder los gehen wird mit dem Schmerz. Aber ich habe keine Alternative. Ich gehe mit relativem Optimismus ins Rennen. Auch wenn es sich jetzt schmerzfrei anfühlt, es wird nicht so bleiben.

Mr. Teakwondo kommt knapp vor kurz. Mir, der sich schon auf die Meditation konzentrieren will, macht die Wuselei hinter mir schon wieder zu schaffen. Ich kann das nicht ausklammern oder ignorieren.

Denke an Goenka gestern. Aversion - ja, ich habe eine Aversion gegen den Typ hinter mir. Kenne ihn nicht, mag ihn nicht und er stört mich.

“Betrachte einfach nur die Realität ohne Wertung” - ne, is klar! Kann ich nicht! Nicht am zweiten Tag. Der Düsseldorfer Türsteher stört mich in meiner Ruhe. Er nimmt die Veranstaltung hier nicht wirklich ernst.

„Wie kommst du denn auf das schmale Brett?” - eine Stimme in mir bringt mich zur Räson. „Was konstruiere ich denn hier gerade?“

Ich atme einmal tief durch und versuche, wieder bei mir zu sein. Meister Yoda schwebt ein und es geht los. Somit ist das Thema erstmal durch. Ich atme ein und wieder aus und wieder ein und wieder aus und wieder ein und wieder aus und wieder ein. Versuche, nach Anweisung, nur zu beobachten. Geht auch kurz gut, dann drifte ich wieder ab.

Komme nach einigen Gedanken wieder zurück zur Atmung um nach wenigen Atemzügen wieder abzudriften. Ich pendle zwischen Jetzt und Gedanken. Aber es ist ok. Ich dulde meinen unruhigen Geist. Merke, dass ich heute schon mehr in meiner Mitte bin als gestern. Ich setze an einem anderen Punkt an. Tiefer, ruhiger, unaufgeregter. Dadurch komme ich auch schneller in meine Mitte. Interessant. Ist ein bisschen wie Bergsteigen. Man hat schon ein Basislager erreicht, von dem aus man schneller in die Wand kommt.

Nach einer gefühlten halben Stunde meldet sich mein Rücken wieder. Selbe Stelle wie gestern. Ich versuche, nur zu beobachten. Das scheint aber dem Schmerz nicht zu gefallen. Er fühlt sich missachtet und wird deutlicher. Ich gehorche und strecke mich etwas. Das lindert zunächst ein bisschen.

Goenka singt sich gerade einen Wolf. Ich kann mich schlecht konzentrieren. Dieses Indisch aus der Zeit, als Buddha lebte, kann man nicht ausblenden oder ignorieren. Wie sagt eine Berliner Radiowerbung so schön: „Geht ins Ohr, bleibt im Kopf!“ Leider.

Am frühen Morgen ist das gewöhnungsbedürftig. Um so erfreuter bin ich, als uns am Ende der Meditation erklärt wird, dass die erste Runde auch auf dem Zimmer erfolgen kann. Das werde ich morgen ausprobieren. Kann mich einfach schwer konzentrieren bei der prähistorischen Geräuschkulisse.

Frühstückspause. Schon nach einem Tag entwickelt sich eine Badetuch-Mentalität wie auf Mallorca - nur mit Thermoskannen. Die Profis betreten den Frühstücksraum und stellen ihre Kanne auf die besten Plätze - reserviert! Somit sind die Fensterplätze bereits um 6:35 Uhr belegt. Ich entscheide mich, an dem Spiel nicht teilzunehmen und stelle mich mit meiner Kanne brav am Buffet an.

Es ist dieselbe Auswahl wie gestern. Eine riesige Schüssel mit Obst steht direkt beim Müsli. Ich mache mir einen Mix aus Bananen und Äpfeln. Dann kommt noch Müsli dazu und statt Milch nehme ich Quark. An einem der mittleren Tische ist noch ein Platz frei. Ich sitze einem etwa Mittfünfziger gegenüber, dem ich spontan den Spitznamen „Stasi-Oberst“ gebe. Bei ihm könnte ich mir vorstellen, dass er sich abends heimlich Notizen zu jedem Teilnehmer macht und Dossiers anlegt. Ich schimpfe innerlich mit mir. Kann ich mir nicht positivere Bilder für meine Mitstreiter ausdenken? Bei ihm fällt mir aber leider nichts anderes ein.

Ich matsche mein Müsli essbereit zusammen und versuche, bewusst und langsam zu essen. Ganz im Jetzt und im Angesicht der Stasi. Innerlich amüsiere ich mich prächtig. Ein leichtes Lächeln liegt auf meinen Lippen.

Bis 8:00 Uhr ist noch massig Zeit. Ich spüle meine Müslischale ab und drehe eine Runde durchs Freigehege. Die Luft ist wunderbar klar, der Morgentau kitzelt an meinen Füßen. War mir nicht sicher, ob die Flip-Flops die richtige Wahl für den Spaziergang waren. Aber nun geniesse ich es, über den feuchten Rasen zu laufen. Habe das Gefühl, dass sich meine Wahrnehmung schärft. Ganz langsam. Spannend. Bei den stark reduzierten Ablenkungen hier auch kein Wunder. Da nimmt man jedes Ereignis dankbar an und setzt sich damit auseinander.

Ich bin wieder zurück an meinem Startpunkt und gönne mir noch eine zweite Runde. Auf der Geraden zwischen Tal und Wald kommt mir Speedy Gonzales entgegen. Frühsport, denke ich mir. Oder der Versuch, einen Geschwindigkeitsrekord im Gehen aufzustellen. Ich überlege kurz, einfach stehen zu bleiben. Der Weg ist nicht breit genug für uns beide. Aber dann weiche ich doch lieber aus. Will ihn nicht stören in seinem Wahn. Er rauscht an mir vorbei wie ein ICE. Ich registriere gerade noch seinen energischen Gesichtsausdruck. Puh - der Typ macht mir Sorgen.

Die 8:00 Uhr Meditation beginnt. Sie ist laut Programm Pflicht für alle. Insgesamt gibt es drei Zeiten, an denen wir da sein müssen, zusätzlich noch um 14:30 Uhr und abends um 18 :00 Uhr. Wird sogar kontrolliert. Wer dann noch auf seinem Zimmer sein sollte, wird von Konrad eingesammelt. Es ist ja auch kein Erholungsurlaub, wie Goenka immer wieder betont. Wir sollen hier ernsthaft eine Technik lernen, die uns auf dem buddhistischen Pfad der Erleuchtung helfen soll.

Heute gehen wir bei der Meditation einen Schritt weiter. Wir sollen versuchen, den Luftzug unseres Atems nicht nur an den Rändern der Nasenlöcher zu spüren, sondern auch unterhalb der Nase in dem Bereich bis zur Kante der Oberlippe. Dieses wenige Millimeter große Areal soll nun unsere volle Aufmerksamkeit bekommen. Aber: nur beobachten, nichts hineininterpretieren, nicht künstlich verstärken oder irgendwie sonst verändern. Also los.

Ich nehme drei kräftige Atemzüge, um überhaupt mal mitzukriegen, wohin ich meine Achtsamkeit lenken soll. 80% meines Atems scheinen aus dem rechten Nasenloch zu kommen. Da ist der Luftzug am deutlichsten zu spüren. Je intensiver ich mich darauf konzentriere, um so deutlicher wird die Empfindung. Wie am ersten Tag schon kann ich auch hier einen Temperaturunterschied wahrnehmen. Beim Einatmen merke ich in dem Bereich allerdings gar nichts. Da bleibe ich dann an den Rändern der Nasenhöhle. Besonders im oberen Bereich ist das Einströmen der Luft gut wahrnehmbar. Fast habe ich den Eindruck, zu spüren, wie sich die Nasenflügel um Millimeter nach innen ziehen, wie eine Papiertüte, in die man die Luft ein- und auspustet.

Das bellende Husten einer Frau rechts hinten reißt mich wieder raus. Die Aufmerksamkeit ist plötzlich wieder breiter. Ich sitze in einer Halle mit 80 weiteren Menschen und meditiere. Ich versuche, wieder auf den kleinen Bereich unterhalb der Nase zu fokussieren. Vorbeitanzende Gedanken lassen mich aber auch hier wieder abdriften. Es ist nicht leicht, einen ausgependelten Zustand zu halten. Als müsste man einen Teller auf dem Zeigefinger balancieren. Er kann jederzeit in eine Richtung abkippen und man muss gegensteuern. Aber vielleicht ist genau das der Fehler - nicht steuern, sondern nur beobachten. Nur beobachten... das bedeutet, dass es da etwas geben muss, das meine Gedanken beobachten kann. Also etwas, was nicht meine Gedanken ist. Verwirrend. Ich lasse einfach bis zum Ende der Meditation laufen. Trotz Rücken alles soweit ok.

Die kurze Pause nutze ich für einen Toilettengang. Vollwertkost ist verdauungsförderlich - leider nicht nur bei mir. Die Klos sind direkt neben dem Waschraum - sowohl rechts, als auch links. Ich nehme die erste von vier Kabinen. Die anderen drei sind bereits besetzt. Ich hasse es, nur von einer Pappwand getrennt neben jemandem zu sitzen und den finalen Verdauungsprozess einzuleiten. Ich warte, bis alle fertig sind. Dann muss ich mich beeilen. Auch das hasse ich in dieser Situation.

In den nächsten zwei Stunden bis zum Mittagessen vertiefen wir die Konzentration auf die Atemzüge in und unterhalb der Nasenlöcher. Mittlerweile habe ich mich auch an den lispelnden Rheinländer gewöhnt, der in ruhigen Worten die Meditationsanweisungen von Goenka übersetzt. Bin aber auch froh, wenn nach den Erläuterungen Stille einkehrt und ich mich darauf konzentrieren kann, das umzusetzen, was beschrieben wurde.

Die Zeit bis zum Mittagsgong ziiiieht sich. Ich nicke zeitweise ein und wache durch das Abkippen meines Kopfes auf. Sekundenschlaf im Hier und Jetzt. Das ist aber nicht Sinn der Übung. Die Konzentration soll ja in Wachheit erfolgen, also keine Tiefenentspannung aus dem Bereich Wellness-Anwendung. Im Halbschlaf kann keine Erkenntnis entstehen.

Ich sehne mich nach Goenkas altindischem Gesang. Läutet er doch immer die letzten fünfzehn Minuten der Meditation ein. Als wenn man beim Marathon die Ziellinie sieht und nochmal die restlichen Energien aktiviert.

Ich habe die leisen Geräusche des CD-Players nicht mitbekommen. Deshalb trifft mich Goenkas Bass unerwartet und mit voller Härte. Egal - die letzten Minuten. Ich versuche, den indischen Klängen etwas abzugewinnen. Ganz so schlimm, wie sie gestern noch auf mich gewirkt haben, sind sie nicht mehr. Vielleicht gewöhne ich mich ja noch daran.

Zum Mittag gibt es gebratenen Tofu. So lecker! Ich esse selten Tofu, aber das hier steht einem Fleischgericht in nichts nach. Die Küchencrew, auch Teilnehmer der Meditationen, sorgt für Nachschub und hält das Buffet gefüllt. Alles mit undurchsichtiger Miene, so dass der Eindruck entstehen könnte, dass sie sauer sind, hier arbeiten zu müssen. Dabei ist die Tätigkeit in der Küche ein freiwilliger

Dienst, den erfahrene Teilnehmer von Vipassana wahrnehmen, um etwas für die Gemeinschaft zu tun. Ganz im buddhistischen Sinne - uneigennützig und selbstlos. Dhama-Service nennt sich das.

Bruce Willis aus „Unbreakable“ hat sich mit seinem Teller an die hintere Wand gestellt und beobachtet uns. Er setzt sich nicht hin, sondern steht und guckt. Seine kurzgeschorenen Haare glänzen etwas silbrig. Er ist schlank, aber durchtrainiert kräftig. Sein ernstes Gesicht verunsichert. Warum setzt er sich nicht? Hat er was vor? Stürzt er sich gleich auf einen der Teilnehmer , und ist das der Beginn einer Revolte, wie man es aus amerikanischen Gefängnisfilmen kennt? Ist schon erschreckend, auf welche Gedanken man kommt, wenn man zu wenig Informationen hat und sich den Rest denken muss.

Ich setze mich an einen der Wandplätze und schaue wieder auf die Raufasertapete. Hinter mir werden Stühle gerückt und mit Geschirr geklappert. Ich starre auf die unebene Struktur der Tapete und genieße mein Essen.

Bis 13:00 Uhr habe ich fast noch 1 ½ Stunden Zeit. Normalerweise würde ich mir jetzt ein Buch schnappen und mich in die Sonne setzen. Aber jetzt setze ich mich nur in die Sonne - ohne Buch, nur mit einer Thermoskanne voller Grünem Tee. Mein Lieblingsplatz ist wieder frei. Von hier aus kann ich unser Areal überblicken und beobachten. Mein Buchersatz - ich denke mir Geschichten zu den Personen aus. Harry Potter kommt um die Ecke. Ihn könnte man gut für Einbrüche einsetzen, denn seine Schritte sind so langsam, dass kein Bewegungsmelder anschlagen würde. Er scheint mit allen Sinne jeden Schritt von sich zu analysieren. Ganz behutsam setzt er einen Fuß vor den anderen. Man hört ihn nicht. Somit könnte er auch plötzlich hinter dir stehen, ohne dass du es gemerkt hättest. Wie ein Zauberer halt.

Mittlerweile sind alle Plastikstühle besetzt. Man macht es sich nach dem Essen schön bequem. Einige sind auch aufs Zimmer gegangen oder spazieren durch das Gelände. Ich schliesse die Augen und versuche, alle Geräusche wahrzunehmen. Dann konzentriere ich mich auf den Wind, der meine Haut streift. Für einen kleinen Moment bin ich ganz im Jetzt. Meine Gedanken melden sich wieder und schlagen mir vor, ich könnte ja auch aufs Zimmer gehen und mich noch einen Moment hinlegen. Ich stimme zu und gehe zum Haus „Lindenhof".

Im Zimmer treffe ich Jochen, der sich schon in seine Decke eingehüllt und die Embryonalhaltung Richtung Wand eingenommen hat. Ich lege mich leise auf das Bett und atme tief aus. Mein Rücken ist entzückt und freut sich. Herrlich!

Ich werde um 12:45 Uhr mit dem Gong aus dem Halbschlaf geweckt. Jochen scheint auch dadurch aufgewacht zu sein und hantiert mit Decke und Meditationspolstern herum. Er hat sich alles vor seinem Bett aufgebaut. Fast hätte ich gefragt, warum er das tut, aber dann fiel mir ein, dass die Meditation von 13:00 Uhr bis 14:30 Uhr auch im Zimmer durchgeführt werden kann. Jochen, du Fuchs! Scheinst auch auf die altindischen Gesänge von Goenka verzichten zu wollen, oder? Ich überlege kurz, ob ich auch auf dem Zimmer bleiben soll, gönne ihm aber seine Ruhe und mache mich langsam für die erste Nachmittagssitzung fertig. In der Halle bleiben ein paar Plätze frei. Ich sortiere mich in Ruhe und hoffe, dass Mr. Teakwondo auch auf die Idee gekommen ist, im Zimmer zu bleiben. Leider nicht. Hinter mir geht es wieder los. Er ist sehr raumfordernd. Zumindest empfinde ich das so.

Egal, ich konzentriere mich auf meine Sitzposition. Links und rechts habe ich kleinere Kissen unter die Knie gelegt. Meinen Po platziere ich am hinteren Rand des Meditationskipferl, damit mein Rücken gezwungen ist, sich zu strecken. Die Hände lege ich offen ineinander. Die Daumen drücke ich leicht gegeneinander. Hat sich irgendwie ergeben. Die Unterarme liegen auf meinen Oberschenkeln. Dann neige ich den Kopf, atme tief durch und warte auf die ersten indischen Klänge. In der Halle wird es ruhiger.

Jede Meditation ist anders. Oft entscheidet es sich in den ersten Minuten, ob man seine Ruhe findet, oder nicht. Diesmal komme ich nicht so gut rein. Mein Rücken meldet sich sofort - er will zurück ins Bett. Dann habe ich ein Kratzen im Hals. Ein kleines Haar. Es kitzelt unangenehm an einer Stelle und ist auch durch wiederholtes Schlucken nicht zu beruhigen. Ich will nicht husten und versuche es zunächst durch Räuspern. Funktioniert leider auch nicht. Dann übernimmt der Körper: ein lautes Husten mit zwei kleinen Nachbeben. Danach ist Ruhe.

Ich versuche, wieder in meine Mitte zu kommen, aber das gelingt mir erst nach etwa 20 Minuten. Nase und Umgebung bekommen wieder meine volle Aufmerksamkeit. Die Erklärungen von Goenka wiederholen sich. Aber nur so kann man sich die Technik auch aneignen. Ich strenge mich an, nur zu beobachten und zu empfinden. Ich bin Nase und ich habe Rücken. Um 14:30 Uhr werden wir erlöst.

Bei der nächsten Meditation ist Jochen wieder dabei, denn die gehört zum Pflichtprogramm. Somit ist gewährleistet, dass alle wichtigen Informationen auch an alle Teilnehmer weitergegeben werden. Wenn die Technik z.B. verfeinert wird, dann wird dies in den Pflichtmeditationen erklärt. Dass wir uns jetzt auch auf die Region unterhalb der Nase konzentrieren, ist so eine Verfeinerung.

Ich komme diesmal besser rein und bin mit meiner Konzentration sofort unterhalb der Nasenlöcher. Ich spüre den Luftzug, der wie Ebbe und Flut in die dunklen Höhlen strömt. Immer wieder drifte ich in meine Gedankenwelt ab, aber es gelingt mir auch, ganz leicht und unverkrampft wieder zu meiner Nase zurück zu kommen. Den Rest der Meditation verbringe ich pendelnd zwischen den beiden Welten. Zum Glück muss ich nicht niesen.

Um 17:00 Uhr gongt es zum Abendessen. Die Hardliner verzichten, nehmen nur Tee und etwas Zitronenwasser. Mehr nicht.

„Gerne beim nächsten Mal“, denke ich mir, „jetzt freue ich mich erstmal auf eine leckere Banane“.

Ich dekoriere sie zusammen mit vier Apfelstückchen auf einem kleinen Teller. Das Auge isst ja bekanntlich mit.
Ich habe Glück und bekomme noch einen Fensterplatz. Das Tal jenseits des Zaunes wird in ein schönes Licht getaucht. Ich stelle mir vor, die Banane ist eine Currywurst und die Apfelstücke sind Fritten.

Um 18:00 Uhr meditieren wir alle wieder in der Halle. Am Ende des zweiten Tages werden bereits Rituale erkennbar. Die Herde versammelt sich langsam vor der Tür, aber es will noch keiner reingehen. Man möchte die letzten Sonnenstrahlen noch einfangen, die Luft geniessen oder einfach nur stehen, bevor man gleich wieder eine Stunde sitzen muss. Dann gehen die ersten rein, andere folgen und schließlich bildet sich eine Schlange. Zu spät kommt selten jemand, so dass die Meditationen auch immer pünktlich anfangen. Wäre auch zu peinlich. Wie in der Oper, wenn man zehn Minuten nach Beginn in den ersten Akt hinein platzt und man womöglich noch Plätze in der Mitte hat. Zum Glück kann man dann hier nicht angepöbelt werden.

Die Meditation dauert „nur" eine Stunde. Mir kommt sie wie 20 Minuten vor, insofern ein gutes Zeichen. Später sollte ich dann feststellen, dass mein subjektives Zeitempfinden auch in die andere Richtung gehen kann. Dann kommt einem die Viertelstunde wie eine Ewigkeit vor. Jede Meditation ist eben anders.

Wir versammeln uns wieder für den abendlichen Vortrag vor der Tür zur Meditationshalle und werden dort von dem jungen Assistenzlehrer, der ein wenig wie der junge Bruce

Springsteen aussieht, abgeholt. Im Gänsemarsch geht es zu dem kleinen Haus im Wald, ganz nah am Bereich der Frauen vorbei. Hat was von Auenland und Mittelerde aus „Herr der Ringe". Wir, die kleinen Hobbits, im Auenland und die schönen Elben in Mittelerde - ich wage einen Blick und sehe die Elben im Kreis laufen, wie auf einem Gefängnishof. Da ist unser Gelände wirklich etwas abwechslungsreicher.

Bruce öffnet den Fernsehraum und wir verteilen uns auf die ausgelegten Meditationsmatten. Jeder sucht sich eine bequeme Ecke. Ich habe mir zwei Decken genommen und zusätzliche Kissen. Heute will ich es richtig warm und bequem haben. Der Fernsehabend kann los gehen.

Vortrag S.N. Goenka, Tag zwei

Der Kameramann hat dazu gelernt. Das zweite Video fängt direkt mit Goenka in der Halbtotalen an. Der Begrüssungssatz ist ähnlich wie gestern.

"Der zweite Tag ist vorbei und Ihr habt noch acht Tage harter Arbeit vor Euch." Er lächelt und als wenn er heute den ganzen Tag neben mir gesessen hätte, sagt er, dass der zweite Tag ja schon etwas besser gelaufen wäre. Nur ein bisschen, aber doch schon besser. Ich stimme ihm zu. Er scheint den Zustand seiner Schüler gut zu kennen.

„Langjährige Erfahrung", denke ich mir.

Ich weiß nicht viel über Goenka. Er hat zwar indische Eltern, kommt aber aus Birma. Soll ein erfolgreicher Geschäftsmann gewesen sein und über seine Migräneanfälle hat er dann zu Vipassana gefunden. Von seinem Lehrer wurde er nach Indien geschickt, um die Lehre zu verbreiten. Soweit - so gut.

„Jaja, der Verstand," - er lächelt wieder wissend. Der Verstand ist wie ein wilder Elefant oder ein gereizter Bulle. So instabil, so unruhig, so sprunghaft. Kaum einzufangen. Wenn ich mir meine heutigen Meditationen anschaue, dann sehe ich das genau so. Meine Gedanken einzufangen, ist schier unmöglich. Sie kommen und gehen selbstständig. Nur für kurze Zeit kann ich die Aufmerksamkeit auf die Atmung lenken, nach wenigen Minuten bin ich aber schon wieder im Supermarkt einkaufen, im letzten Kinofilm oder bei einer Victoria-Secret-Modenschau. Beeinflussen kann ich das kaum. Aber gerade darum geht es hier.

"Be the master of your mind" meint Goenka und führt das später noch mal genauer aus. Sein Thema ist zunächst, dass man sich alles selbst erarbeiten muss. Keiner kann auf den Schultern eines anderen zum Ziel getragen werden, sondern jeder muss den Pfad selber gehen. Buddha sagt nur, wo es lang geht, gehen musst du schon selber.

„Wenn ich durstig bin, kann auch kein anderer für mich trinken" - so der etwas hinkende Vergleich von Goenka.
Und noch ein Bild: Buddha wurde von einer älteren Frau gefragt, ob der denn den Weg zur Erleuchtung in einfachen Worten erklären könne. Sie wäre keine Gelehrte und er möge es doch bitte nicht zu kompliziert machen, damit auch sie als einfache Frau es versteht. Buddha soll geantwortet haben, dass der Weg zur Erleuchtung nichts intellektuell Kompliziertes sei. Der Weg sei in wenigen Worten für jeden verständlich erklärbar.

Goenka zitiert den überlieferten Buddha "Das ist die Lehre aller Buddhas" - Aller Buddhas!

Interessantes Detail an dieser Stelle: Buddha bedeutet ja „Der Erwachte" und ist nicht der Name von dem, den wir immer Buddha nennen. Der heißt Siddahrta Gautama. Aber eben erleuchtet. Deshalb also Buddha. Angenehmer Nebeneffekt: Buddha war ein normaler Mensch, der zur Erleuchtung gelangt ist, somit kann rein theoretisch jeder Mensch auch Erleuchtung erlangen. Man muss nur der Lehre der Buddhas folgen.

Zurück zur alten Frau und der einfachen Wegbeschreibung zur Erleuchtung.

Alle Buddhas sind sich also einig:

„vermeide sündhaftes Handeln, verstärke moralisch richtiges Handeln und verfeinere Deinen Verstand."

Okaaay....!?

Das ist natürlich erklärungsbedürftig, auch wenn es sich zunächst so simpel anhört - im Detail wird es dann doch komplizierter. Was ist denn „sündhaftes Handeln"? Alles, was andere schädigt oder stört, ist sündhaftes Handeln. Dabei ist es egal, ob es tatsächliches Handeln ist, oder nur eine verbale Entgleisung. Wenn es den Anderen schädigt, ist man nicht mehr auf dem Weg. Man könnte es auch als kategorischen Imperativ bezeichnen, nur nicht von Kant, sondern von Buddha. Handle so, wie du auch selber behandelt werden möchtest.

Und das nicht, weil du sonst bei Zuwiderhandlung von einer höheren Instanz bestraft wirst, sondern weil du selber dadurch auf dem Weg zur Erleuchtung weiter kommst. Es liegt also bei dir. Willst du den Pfad zur Erleuchtung gehen, ist moralisch verwerfliches Handeln kontraproduktiv.

Aber bitte schön: die Entscheidung liegt nur bei dir. Ohne moralisch einwandfreies Handeln keine Befreiung vom Leid.

Und was ist dann moralisch richtiges Handeln? Alles, was der Gemeinschaft gut tut, alles, was nicht zu deinem persönlichen Vorteil ist, sondern selbstlos geschieht für Andere. Die Kehrseite der Medaille also. Sei ein guter Mensch.

Zu guter Letzt geht es dann noch um Deinen Verstand, den es zu verfeinern gilt. Da wird es nochmal komplizierter. Um die Kontrolle über Deinen Verstand zu erlangen, musst du die richtigen Übungen machen. Damit schaffst du es, in die richtige Achtsamkeit zu kommen und wenn du dann auch noch alle Illusionen über Bord wirfst, bekommst du einen messerscharfen Verstand, der in der Lage ist, die Dinge so zu sehen, wie sie sind.

Ich fasse zusammen: Lebe aufrichtig und edel und schärfe deinen Verstand, um die Welt illusionsfrei sehen zu können. Dann wirst du "the final goal" erreichen und zum Buddha werden. Das ist der Edle Pfad, den Buddha beschreibt und den es zu gehen gilt.

Wir stehen hier ganz am Anfang. Und hier wird keiner am Ende der zehn Tage mit einem „Erleuchtungszertifikat" nach Hause gehen. Unser unbändiger Geist wird es uns nicht leicht machen, die Dinge so zu sehen, wie sie wirklich sind. Deshalb die Konzentration auf die Nasenlöcher. Heute sollten wir ja unsere Aufmerksamkeit schon etwas erweitern und versuchen, auch den Bereich zwischen Nase und Oberlippe zu erforschen.

Goenka betont nochmal, dass es dabei nur um "just observe" geht. Versucht nicht, irgend etwas zu manipulieren. Beobachtet nur. Ob die Luft nun zum linken oder rechten Nasenloch raus geht, soll nicht bewertet, sondern nur beobachtet werden. Nur so gelangen wir ins Jetzt. Das setzt auch die Abwesenheit von Illusionen voraus. Das macht unser Verstand ja auch gerne - uns was vorgaukeln. Wer das auch noch hinter sich lassen kann, ist fein raus und steht kurz davor, die Dinge wirklich so sehen zu können, wie sie sind.

Intellektuell ist das ja durchaus zu verstehen, aber das reicht nicht. Denn: die persönliche Erfahrung kann einem keiner abnehmen. Man muss es spüren - selbst erfahren. Und Goenka fügt hinzu, dass man nichts von einem Lehrer übernehmen sollte, auch von Buddha nicht, wenn man es nicht selbst erfahren hat. Solange es nicht selbst erlebt ist, ist es nicht die eigene Wahrheit. Und um die geht es.

Er bereitet uns schon mal auf die nächsten zwei Tage vor. Unser grober Verstand soll sich immer mehr verfeinern. Wir sollen morgen die Konzentration verstärkt auch auf die Region unterhalb der Nase lenken und dort nicht mehr nur den Luftzug beim Aus- und Einatmen realisieren, wie wir es heute getan haben. Auch andere "sensations", Empfindungen, die dort stattfinden, sollen wir beobachten. Er zählt eine umfangreich Palette an Möglichkeiten auf: eine Wärmeempfindung, ein Prickeln, ein Druck, ein Ziehen, ein Dehnen, Kälte, Spannung, ein Pulsieren, Schwitzen usw.. Ich persönlich wäre gar nicht auf so viele unterschiedliche Empfindungen gekommen. Ja sogar Empfindungen, die man nicht in Worte fassen kann, sollten trotzdem registriert und beobachtet werden. Natürlich wieder nur beobachtet.

Aber immerhin - so komme ich endlich aus meiner Nasenhöhle raus an die frische Luft. Freue mich auf morgen und die neue Aufgabe. Hatte schon Angst, dass wir zehn Tage nur meditativ popeln.

Das Ende des Videovortrages wird durch einen Aufzieher eingeleitet. Nun ist auch wieder die Inderin von gestern zu sehen. An ihrem teilnahmslosen Gesicht hat sich nichts geändert. Sie wischt sich mit einem weißen Taschentuch den Schweiß aus dem Gesicht und ich hab schon Angst um ihren roten Fleck auf der Stirn.

Goenka wünscht uns allen die Befreiung von den Fesseln der Sehnsucht, Aversion und Ignoranz. Er hofft, dass wir uns alle aus unserem Schicksal befreien können. Aus dem Off ertönt das melodisch-langgezogene Sadu-Sadu-Sadu - was sinngemäß soviel bedeutet wie „Gut gesprochen - tolle Rede - Applaus dafür“.

“Take rest” brummt Goenka mit einem väterlichen Lächeln, “Take rest”.

Ich bin nach diesem Vortrag dankbar, dass keiner reden darf. Geniesse es, noch stumm durch den Wald zu gehen und die Worte von Goenka nachglühen zu lassen. Ich gehe direkt auf mein Zimmer, schnappe mir die Zahnbürste und liege zehn Minuten später im Bett.

„Gute Nacht, Jochen“, denke ich stumm. Einfach nur so aus Höflichkeit.

Dritter Tag:
Michael - allein zu Haus

Gong und Ring frei zur dritten Runde. Ich wache erholt und halbwegs frisch auf. Das Kopfkissen macht mir etwas zu schaffen. So eine Bettwurst ist nicht wirklich bequem. Aber irgendwie passt die spartanische Schlafstelle gut ins Gesamtkonzept. Wir sind hier ja nicht in einem Hotel, sondern Pilger ins eigene Ich und da darf der Weg schon etwas steinig sein. Ich wickle meine harte Bettwurst also mit meinem Kissenbezug ein und lege den „Joint" ans Kopfende. Ich fühle mich ausgeschlafen und entspannt. Zu Hause schlafe ich in der Regel nicht länger als 5 Stunden - irgendwie komme ich vor 2:00 Uhr nie in Bett. Hier habe ich mir jetzt schon zum dritten Mal eine Überdosis von fast 7 Stunden Schlaf gegeben. Und das auch noch in der gesunden Einschlafzeit vor Mitternacht.

Jochen kommt ins Zimmer. Hab gar nicht gemerkt, dass er bereits aufgestanden ist. Er riecht frisch geduscht. Zähne hat er sich auch geputzt. In dieser Atmosphäre reduzierter sinnlicher Wahrnehmungen nimmst du, was du kriegen kannst. Und wenn es der Pefferminzgeschmack von Jochens Colgate ist. Ich gehe duschen.

Der Tag beginnt immer im Dunkeln. Man ahnt die Dämmerung, sie ist aber noch nicht da. Die Luft ist schön kühl und erfrischend. Ich parke meine Flip-Flops wieder im Vorraum und trete in die Meditationshalle ein. Einige sitzen wie immer erwartungsvoll in Decken gehüllt auf ihren Kissen. Ich wage einen Blick rüber in die Frauenabteilung, auch dort sind bereits viele Kissen besetzt. Irgendwie blitzt mir in diesem Moment die Vorstellung eines gerade aus dem Bett aufgestandenen, noch warmen nackten Frauenkörpers durch den männlich dominierten Teil meines Gehirns. Sich jetzt gemeinsam unter einer Decke einkuscheln - das würde mir gefallen. Bevor noch andere Körperregionen an diesem Gedanken Freude finden, beginne ich, meine Sitzgelegenheit zu organisieren.

Diesmal lege ich mein Meditationskissen auf einen Sitzkeil, also ein festes Kissen, das nach vorne hin flacher wird. Dadurch sitze ich etwas höher. Unter meine Knie lege ich jeweils ein rundes Kissen. Die Decke wickle ich um die Hüften und klemme die Enden zwischen meine beiden aufeinanderliegenden Waden. Jetzt sehe ich wahrscheinlich aus wie ein Stehauf-Männchen - unten ganz rund und schwer und oben Brust, Schulter, Kopf. Ich lege die rechte Hand in die linke Handfläche, drücke die Daumen aneinander und lockere Kopf und Schultern wie ein Profisportler vor dem Weltrekordversuch. Langsam nehme ich eine scheinbar bequeme Sitzposition ein. Einatmen - ausatmen - einatmen. Ja, fühlt sich gut an. So werde ich zunächst bleiben. Diesmal werde ich keine Schmerzen haben und die ganze Zeit reglos sitzen bleiben. Diesmal wird es klappen.

Ich warte auf den Einzug des Elferrates, also die beiden Lehrer und ihr Gefolge. Die sind in der Regel immer pünktlich - so auch heute. Es geht los.

Nach den ersten Strophen von Goenkas prähistorischen Indi-Liedern bin ich wach. Aber bereits bei den Meditationsanleitungen des rheinischen Übersetzers bekomme ich wieder Schmerzen.

Ich merke, wie ich immer mehr in mir zusammensacke und mich dann alle zehn Minuten bewusst strecken muss, um gerade zu sitzen. Ich strenge mich an und konzentriere mich auf die kleine Region unterhalb der Nase - so wie schon in den letzten Tagen. Mittlerweile könnte ich wahrscheinlich meine Barthaare wachsen spüren, wenn ich mich nur drauf konzentrieren würde. Ich nehme jeden Lufthauch wahr, der über diese Hautpartie streicht. Heute sollen wir zusätzlich auch andere Empfindungen wahrnehmen, so wie Goenka gestern im Vortrag schon angekündigt hatte. Ich konzentriere mich also auf diesen Bereich zwischen Oberlippe und Nase und versuche, etwas zu spüren - Fehlanzeige, totes Gewebe, hier geht nichts. Oder vielleicht doch? Ich spüre ein leichtes Kribbeln, als wenn eine Fliege darüber laufen würde. Und kaum hab ich es gespürt, ist es auch schon wieder weg.

Auf diesem kleinen Areal unterhalb der Nase ist ganz schön was los - man muss sich nur darauf konzentrieren. Oder bilde ich mir das nur ein, weil Goenka sagt, dass da was ist? Ich konzentriere mich erneut und versuche, so objektiv und neutral wie möglich nur zu beobachten. Da ist wieder ein kaum wahrnehmbares Kribbeln, diesmal an einer anderen Stelle, geschätzte drei Millimeter daneben. Ist aber auch schnell wieder weg.

Ok - ich verstehe die neue Aufgabe. Nicht nur den Luftstrom spüren, der über die Haut streicht, sondern auch nach anderen Ereignissen fahnden, die dort passieren können. Ich konzentriere mich. Die restliche Meditation verläuft unspektakulär. Immer mal wieder kleine Ereignisse, immer mal wieder ein Lufthauch - aber immer wieder auch völliges Abdriften in den Wirbelsturm meiner Gedanken.

Ich nutze die kurze Pause zwischen den beiden Morgenmeditationen für eine kleine Runde zum Hochplateau und wieder zurück. Meine Laufgeschwindigkeit hat sich halbiert. Entschleunigt, sozusagen. Und meine Aufmerksamkeit hat sich verdoppelt. Ich nehme die Schritte irgendwie bewusster wahr. Das Knirschen des feinen Schotters oder der Morgentau an meinen nackten Füssen. Ohne Ablenkung bekommt der jeweilige Moment eine viel größere Bedeutung. Einzig die eigenen Gedanken versuchen, sich in den Vordergrund zu spielen.

Vor der Halle versammeln wir uns wieder und genießen die ersten Sonnenstrahlen, bevor es wieder los geht. Ich registriere, dass immer mehr Kissen aus den Regalen des Vorraums genommen werden. Scheint also, dass auch die Anderen an ihren Sitzkonstruktionen arbeiten und neue Techniken ausprobieren. Das einfache Meditationskissen scheint nicht mehr zu reichen. Die Profis haben diese Probleme natürlich nicht. Wenn ich sehe, wie Konrad über Stunden kerzengrade auf seinem Holzbrett sitzt, ohne auch nur einmal die Position zu verändern, dann fühle ich mich eher wie ein hyperaktiver Zappelphilipp auf Ecstasy.

Speedy Gonzales kommt fast zu spät. Er wirkt sehr nervös. Während ich und viele andere hier immer ruhiger werden, scheint er von Tag zu Tag mehr aufzudrehen. Allein, wie er schon den Meditationsraum betritt. Nicht etwa ehrfürchtig oder andächtig, sondern hochkonzentriert und zielgerichtet. Er schaut sich auch offensiv um, während die anderen versuchen, Blicke zu vermeiden. Jetzt dehnt er sich wieder an seinem Platz wie in einem Bauch-Beine-Po-Kurs, schaut noch mal demonstrativ in die Runde, um sich dann hinzusetzen.

Ich schließe meine Augen und schüttel innerlich den Kopf. Dann schimpfe ich mit mir, dass ich den Kopf geschüttelt habe. Wie sagen die Rheinländer so schön:

"Jede Jeck is anders."

Also ein bisschen mehr Toleranz, Herr Meudt! Ich merke dadurch, wie schnell ich Menschen in eine Schublade stecke und bewerte. Ach ja, die Rheinländer - eigentlich sind das auch Buddhisten. Siehe auch:

"Et kütt, wie et kütt" - es kommt, wie es kommt. Das hätte Buddha nicht besser sagen können.

Frühstück! Ich freu mich. Nach über zwei Stunden Meditation habe ich mir das auch verdient. Ich bereite mir ein besonders raffiniertes Müsli mit Obst und Nüssen zu, fülle meine Kanne mit Tee und setze mich an den letzten freien Fensterplatz. Ich bin begeistert. Der Tag fängt gut an. Die gesteigerte Achtsamkeit macht das Frühstück zum Genuss. Ich konzentriere mich auf jeden Biss. Wie oft schlingt man sein Essen einfach nur unachtsam runter? Und ich weiß, wovon ich spreche. Mein BMI von über 30 hat sicher auch mit meinen unachtsamen Essgewohnheiten zu tun. Vielleicht sollte ich darauf in Zukunft etwas mehr Wert legen. Aha. Höre ich hier schon erste Erkenntnis? Nach drei Tagen Intensivmeditation mit Nasenachtsamkeitsübungen?

Zwangsläufig setzt man sich hier mit seinen Themen auseinander. Die haben plötzlich eine ungeahnte Präsenz und Intensität, weil jede Ablenkung fehlt. In meinem Alltag habe ich das schon lange nicht mehr so zugelassen.

Ich kratze meine Müslischale aus, trinke einen letzten Schluck Tee und verlasse den Speiseraum, nicht ohne Löffel und Schale ordnungsgemäß abgespült zu haben. Bin froh, dass wir hier keinen Küchendienst schieben müssen. Die Rundumversorgung ist schon klasse. Man muss sich wirklich um wenig kümmern und kann sich dadurch komplett auf sich selbst konzentrieren. Die, die hier freiwillig im Hintergrund arbeiten, haben meinen größten Respekt. Der sogenannte Dharma-Service gehört für sie zur buddhistischen Lebensweise.

Bis zur nächsten Meditation ist noch etwas Zeit. Ich setze mich wieder auf meinen Stammplatz und beobachte die anderen. Der Eindruck vom ersten Tag hat sich relativiert. Mir sind hier mittlerweile viele richtig sympathisch geworden, obwohl ich kein Wort mit ihnen gewechselt habe. Nur Mr. Teakwondo kriege ich nicht auf die Reihe. Das ärgert mich und zeigt mir auch, wie weit weg ich von einer liebevollen Zuwendung zu allen lebenden Wesen bin, wie es der Buddhismus anregt. Aber vielleicht kriege ich das ja an diesen Tagen noch aufgelöst. Ist schon faszinierend, dass ich eine starke Aversion gegen ihn habe, obwohl er nicht ein Wort zu mir gesagt hat. Der Film läuft nur in meinem Kopf ab, er hat damit nichts zu tun.

Die Meditationen bis zum Mittagessen vertiefen noch einmal die neue Aufgabe. Die "sensations" unterhalb der Nase zu spüren ist spannend. Ich wäre nie auf den Gedanken gekommen, dass man da so viel spüren kann. Außer, man kriegt was auf die Nase oder man schneidet sich beim Rasieren. Diesmal spüre ich kleine Druckfelder. Fühlt sich an wie eine Katze, die dort den Milchtritt gibt. Natürlich nur spürbar im Nano-Bereich von wenigen Mikrometerchen.

Ich bin erleichtert, als der Gong die letzte Meditation vor dem Essen beendet. Mein Rücken ist zum Schmerzzentrum Nr.1 geworden. Immer an der selben Stelle und immer sehr intensiv. Wenn ich aufstehe, ist der Schmerz aber sofort wieder weg. Immerhin.

Ich schnappe mir mein Meditationskissen, das ich sonst immer auf meiner Matte liegen lasse, denn ich möchte nach dem Mittagessen auf dem Zimmer meditieren. Einfach mal ausprobieren, ob ich auch alleine die Disziplin aufbringe, neunzig Minuten konzentriert durchzuhalten.

Ich gehe zunächst auf mein Zimmer und dann erst zum Essen. Die Meisten gehen immer direkt zum Essen. Weil sie so einen Hunger haben? Oder ist es die Abwechslung und der sinnliche Genuss in kargen Zeiten der allgegenwärtigen Entbehrung?

Ich fülle meinen Teller maximal mit goldglänzendem Kartoffelauflauf, lege ein paar Salatblätter dazu und lasse noch etwas Dressing darüber schwappen. Die Fensterplätze sind alle besetzt. Ich finde noch einen Platz an einem der Mitteltische mit dem Rücken zum Fenster. So kann ich das Büffet gut beobachten.

Es ist beachtlich, wie höflich und aufmerksam man auch schweigend sein kann. Es drängelt keiner und man lässt sich sogar gegenseitig den Vortritt. Alles ohne Sprache, aber auch ohne Gesten, denn die sind ebenfalls verboten. Das Tempo am Buffet hat sich auch entschleunigt. Mancher lässt sich auffällig viel Zeit, bis er aus dem eigentlich recht übersichtlichen Angebot seine Auswahl trifft. Damit ist dann aber das Essen immer noch nicht auf dem Teller. Das dauert dann noch mal ähnlich lange. Alles wird mit Bedacht platziert, hier mit einem Salatblatt garniert, dort mit Öl beträufelt. Da merke ich erst mal, was für ein Grobmotoriker ich bin - Kelle in den Auflauf, rauf auf den Teller, noch einen Nachschlag und gut ist. Auch hier mehr Achtsamkeit, bitte. Meine innerliche ToDo-Liste wird von Tag zu Tag länger.

Während ich noch so über meine Essgewohnheiten nachdenke, geht Harry Potter langsam an mir vorbei. Ich fasse es nicht! Er scheint wirklich zaubern zu können, denn in seiner Hand hält er eine Schale mit Schokopudding! Ich bin wie elektrisiert und entdecke die grosse Schüssel auf einem Beistelltisch am Kopfende des Raumes. Fantastisch! Was für eine Freude. Man darf auch mal sündigen. Genial! Das nimmt der Verbissenheit einer rein vegetarischen oder sogar veganen Küche etwas die Spitze. Der Schokopudding quasi als Brückenkopf zur üblichen Alltagsernährung. Ich fülle mir eine Schale randvoll und sehe erst dann das Schild mit dem Hinweis, bitte doch nur eine Portion zu nehmen. Aber ist denn eine Portion nicht eine Schale? Auch wenn sie bis zum Rand voll ist? Sowieso zu spät. Ich gehe schnell wieder auf meinen Platz und genieße jeden einzelnen Löffel des Puddings. Er schmeckt köstlich.

Nach dem Essen setze ich mich wieder auf meinen Lieblingsplatz und lasse mir die Sonne ins Gesicht scheinen. Es geht mir gut und ich merke deutlich, wie sich meine Gedanken beruhigen und auf das Wesentliche fokussieren. Ich bin mit mir allein, aber in einem geschützten Raum. Mit mir allein zu sein ist nicht beängstigend. Das, was ich an mir sehe, kann ich mir gut anschauen. Auch kritisch, wenn es sein muss. Aber ausser meinem Schubladendenken und der eigenen Unachtsamkeit mir selbst gegenüber, gibt es zur Zeit keine weiteren Tagesordnungspunkte. Ich scheine soweit mit mir im Reinen.

13:00 Uhr, der Gong zur ersten Nachmittagsmeditation hallt über das Gelände. Ich sitze diesmal im Zimmer, Jochen ist vor wenigen Minuten in die Halle gegangen.

Michael allein zu Haus. Ich habe mir mein Meditationskissen auf das Bett gelegt. Direkt an die Wand, so dass ich aufrecht sitzen, mich aber auch anlehnen kann. Ja, es ist etwas geschummelt, aber es ist ja nur ein Versuch. Ich gönne meinem Rücken eine kleine Pause.

Der Start in die Meditation verläuft ganz ruhig und entspannt. Ich konzentriere mich zunächst wieder auf meine Atmung und dann auf die kleinen Ereignisse unterhalb meiner Nase. Nach gefühlten zwanzig Minuten meldet sich wieder mein Rücken. Die relativ weiche Unterlage gefällt ihm gar nicht. Auch mein linkes Bein schläft langsam ein. Der Schmerz lenkt immer mehr von der eigentlichen Meditation ab. Nach weiteren zehn Minuten halte ich es nicht mehr aus und strecke mein Bein langsam aus. Was für eine Wohltat. Da kann ich mein zweites Bein auch direkt mit ausstrecken. Ja, so ist gut. Die Haltung ist relativ schmerzfrei und auch der Rücken beruhigt sich etwas. Ich kann mich wieder besser auf den Nasenbereich konzentrieren.

Dann wache ich davon auf, dass mein Kopf nach vorne kippt. Ich bin weggenickt. Das sollte nicht passieren. Meditation ist keine Entspannungsübung. Man muss sich mit hoher Aufmerksamkeit beobachten. Wer einschläft, ist nicht mehr aufmerksam. Ich setze mich wieder in den Schneidersitz und gönne mir lediglich den Luxus, mich anzulehnen. Ich nicke noch ein paar mal weg. Sekundenschlaf auf der Autobahn der Achtsamkeit. Zum Glück ist mir kein schräger Gedanke entgegen gekommen.

Gegen 14:15 Uhr werde ich vom Gong erlöst. Meditation auf dem Zimmer ist gut, aber gefährlich. In der Halle bin ich konzentrierter.

Nach der nächsten Meditation ruft unser Lehrer Adi Loo die neuen Schüler in Gruppen nach vorne. Dabei ruft er immer zuerst den ganzen Namen und danach noch mal den Vornamen:

"Michael Meudt - Michael".

Er hat eine sehr sanfte Stimme mit einem für mich undefinierbaren Akzent.

Wir fünf Novizen sitzen nun zu seinen Füßen im Schneidersitz, er thront erhaben auf dem weißen Podest. Von dort aus fragt er jeden mit den gleichen Worten, ob bei der Meditation alles funktioniert hat und wir die "sensations" spüren konnten. Während ich mich kurz fasse und mit einem knappen "yes" signalisiere, dass alles ok ist, will der Kollege neben mir seine Lebensgeschichte erzählen. Am liebsten würde er jede einzelne Empfindung beschreiben, aber Meister Yoda will nur wissen, ob man überhaupt etwas gespürt hat und wendet sich dem nächsten Schüler zu. Sehr konsequent. Das ist hier keine psychologische Gruppen- oder Gesprächstherapie. Hier kannst du die Vipassana-Meditation für dich persönlich erlernen. Das hat mit den anderen hier Anwesenden nichts zu tun. Das ist dein Ding, lonesome Cowboy. Du bist allein unter Vielen.

Nach dem kurzen Gespräch drehe ich ein paar Runden. Ich versuche, meinen Gang nicht zu beeinflussen, sondern nur so schnell oder langsam zu gehen, wie ich es spontan auch will. Fuß setzt sich vor Fuß, ohne ein angestrebtes Ziel.

Meine Gedanken ziehen ruhig wie weiße Schäfchenwolken an mir vorbei. Ich denke zum ersten Mal intensiver an zu Hause. Es ist kein Heimweh, sondern nur der Blick rüber in die andere Welt. So nah und doch so weit weg. Dann stehe ich am Jägerzaun und schaue über die wunderschönen Wiesen. Ich werde kurz sentimental und gehe lächelnd weiter. Es war eine gute Entscheidung, hierher zu kommen.

Nach dem Abendessen entspanne ich mich im Zimmer noch für ein paar Minuten auf mein Bett. Dabei lege ich meine Hände auf den Bauch und spüre, wie er sich hebt und senkt. Sehr beruhigend.

Der Gong weckt mich zur letzten Meditation des Tages. Jochen ist auch noch im Zimmer, wir gehen gemeinsam raus. Ist Tür aufhalten schon Kommunikation?

Die 18:00 Uhr Meditation verläuft normal. Die Schmerzen in Rücken und Bein sind alte Bekannte, die immer dabei sind. Manchmal kommt man gut mit ihnen klar, manchmal nerven sie einfach nur. Ich wundere mich, wie schnell die Stunde rumgegangen ist. Einstein hatte Recht: Zeit ist relativ. Jetzt freue ich mich auf den abendlichen Videovortrag mit Goenka.

Vortrag S.N. Goenka, Tag drei

Wir haben es uns wieder in unserem kleinen „Fernsehraum" gemütlich gemacht. Ein junger Mann, der auch in der Küche arbeitet, kauert an der Wand und hat sich in eine Decke gewickelt. Er sieht aus wie Patrick Swayze in „Gefährliche Brandung". Nachdem er seine Sitzposition gefunden hat, starrt er nur noch geradeaus und ist ganz bei sich, wie ein Indianer am Lagerfeuer. Es hat dabei aber auch etwas Unnahbares - nach dem Motto: lasst mich alle in Ruhe.

Ich habe auch eine Decke über den Schultern, damit ich mich an der kalten Wand besser anlehnen kann. Ich sitze bequem auf meinem Meditationkissen und strecke die Beine aus. Nach einem langen Tag mit fast zehn Stunden Meditation ist freies Sitzen eine echte Erholung. Fast schon wie im Fernsehsessel.

Der Assistenzlehrer bedient wieder den Media-Server, scrollt durch das Menü und klickt auf die dritte Datei von oben. Dann setzt er sich zur Seite und erstarrt. Nach kurzem Flimmern sehen wir wieder Goenka. Diesmal im Vollbild und mit blauem Tuch um die Hüften. Er lächelt und eröffnet seinen dritten Vortrag wieder mit den Worten, dass wir bereits drei Tage gearbeitet und noch weitere sieben Tage harter Arbeit vor uns hätten.

„Als wenn wir hier nicht selber mitzählen würden", denke ich. Fehlt nur noch ein Maßband wie bei der Bundeswehr, wo jeden Tag ein Zentimeter abgeschnitten wird. Ganz so

schlimm ist es ja nun auch nicht. Es ist anstrengend, aber auszuhalten.
Goenka kommt direkt auf den Punkt. Bis hierhin war das alles noch kein Vipassana, sondern nur die Vorbereitung auf die eigentliche Meditationstechnik, die wir ab morgen erlernen werden. Aha - das hatte ich mir schon fast gedacht. Wenn ich jetzt noch weitere 7 Tage hochkonzentriert nur im Nasenbereich unterwegs gewesen wäre, hätte ich wahrscheinlich schon bald eine spitze Nase wie Pinocchio.

Der vierte Tag sei etwas ganz besonderes. Ab morgen würden wir „Vipassana" erlernen. Dabei spricht er „Vipassana" wie „Vipaschana" aus. Ich dachte immer, es würde wie ein doppeltes „s" ausgesprochen. Aber Goenka spricht es wie ein „sch" aus. Das klingt angenehm und passt auch besser zu seinem breiten Mund - „Vipaschana".

Ab morgen werden wir das „Feld der Weisheit" betreten, Erkenntnis erlangen auf einer tiefen Ebene „at the root level". Ab morgen geht es also ans Eingemachte. Dabei sei es wichtig, sowohl das Edle Handeln, als auch die Konzentration des Geistes zu perfektionieren. Dies hatte er ja auch schon gestern erklärt: Handle edel und gut und schärfe Deinen Verstand. Ab morgen würde dann die dritte Säule dazu kommen, die Weisheit - pañña. Das spricht man dann wie „panja" aus.

Sich auf eine Säule alleine zu konzentrieren, würde nicht zu Erleuchtung und damit zum Ende allen Leidens führen. Auch wenn ich ein perfektes, im buddhistischen Sinne moralisch einwandfreies Leben führen würde, aber Konzentration und Weisheit vernachlässige, bleibt mir die Erleuchtung leider verwehrt. Nur den Verstand zu schärfen und mich besser beobachten zu können, reicht auch nicht, denn ich würde kein moralisches Leben führen und keine Weisheit erlangen. Und selbst perfekte Weisheit ist nutzlos, wenn es nicht von den beiden anderen Aspekten begleitet wird. Goenka vergleicht das mit einem Stativ: alle drei Beine müssen stabil sein, um „the final goal" - die Erleuchtung zu erlangen.

Also geht es ab morgen um die Weisheit, sprich persönlich erlebte Erfahrung. Hatte er ja gestern schon angedeutet, dass man Weisheit nur durch persönliche Erfahrung erlangen kann. Keiner kann einem diese Aufgabe abnehmen.
Dafür hat er auch wieder ein anschauliches Bild: Man stelle sich vor, in einem guten Restaurant zu sitzen. Es ist einem empfohlen worden, weil das Essen hier so gut sein soll. Ein Blick auf die Karte bestätigt: hier wird man gut essen können. Auch ein Blick auf die Speisen der anderen Gäste unterstreicht den ersten Eindruck. Alle scheinen zufrieden zu sein. Man bestellt und bekommt dann sein Essen. Und tatsächlich. Der erste Biss ist überzeugend. Das Essen schmeckt hervorragend.

Mir läuft zwar bei der Vorstellung, in einem guten Restaurant zu sitzen, ein bisschen das Wasser im Mund zusammen, aber ich verstehe, was Goenka damit sagen will. Solange ich nicht selbst die Erfahrung gemacht habe, ist es nicht meine persönliche Wahrheit. Es kann mich zwar inspirieren, wenn ich von einem guten Restaurant höre, die Speisekarte kann mich auch überzeugen, etwas zu bestellen, aber erst durch die eigene Erfahrung wird es zu meiner persönlichen „Weisheit".

Dann folgt eine umfangreiche Definition der einzelnen Weisheitsstufen - alle mit indischen Vokabel hinterlegt, die sich sowieso keiner merken kann. Im Groben aber geht es darum, dass die Wahrheiten oder das Wissen, das man hört und liest, zwar gut sind, aber durch die fehlenden persönlichen Erfahrung nicht befreien können. Auch wenn ich glaube, etwas intellektuell verstanden zu haben, es als logisch und praktikabel betrachte - ohne die persönliche Erfahrung reicht es nicht. Im Gegenteil. Goenka ist der Auffassung, dass darin sogar eine Gefahr besteht. Man glaubt, alles kapiert zu haben und geht der wirklichen Wahrheit nicht mehr auf den Grund. Und man lässt sich von den Leuten manipulieren, die einem diese Wahrheiten vermittelt haben. Die drohen mit der Hölle oder locken mit dem Himmel, damit du die Regeln befolgst. Ohne die eigene Erfahrung der Wahrheit fesselt Dich das noch mehr. Aber es befreit Dich nicht. Fazit für mich: nur wer selber isst wird auch satt und kann was über das Essen sagen.

Um in dem Bild zu bleiben: wie esse ich denn eigentlich richtig, um satt zu werden? Und was ist letztendlich die Wahrheit - oder besser: die persönliche Wahrheit?

Jetzt wird es kompliziert: Um die universelle Wahrheit zu erfahren, dass alles ständig im Fluss ist und es nichts Statisches oder Absolutes gibt, müssen wir ein Höchstmaß an Sensibilität für unseren Körper trainieren, um das verstehen

zu können.
Intellektuell ist das einfach zu verstehen. Alles ist im Wandel: Jahreszeiten, Wetter, Haare, Handymodelle - nichts bleibt, wie es ist. Und dennoch glauben wir, dass wir, also unser Körper, irgendwie statisch ist und sich kaum verändert. „Ich bin ich" - denken wir. Aber das scheint nicht zu stimmen. Ein Nobelpreisträger soll herausgefunden haben, dass sich subatomare Teilchen bis zu 10 hoch 22 mal pro Sekunde verändern. Da kann man mal von Glück reden, dass wir das nicht dauernd spüren.

Aber die Wissenschaft belegt dadurch, was Buddha vor 2.500 Jahren durch persönliche Erfahrung festgestellt haben soll - alles ändert sich ständig. Oder, wie die Buddhisten so schön erklären: du steigst niemals in den selben Fluss.

Nach Goenka sind wir eigentlich ein dauernd fliessender Prozess aus ständigem Auf- und Abbau. Schwer vorstellbar. Ich denke, an dieser Stelle kommt der Verstand auch an seine Grenzen. Theoretisch ist das ja durchaus logisch - aber ist das dann auch verstanden?

Goenka bemerkt trocken, dass dieser Nobelpreisträger, trotz seiner Erkenntnisse keine Erleuchtung erfahren hat, so wie Buddha. Da fehlte einfach die persönliche Erfahrung dieser Wahrheit. Er blieb auf der wissenschaftlichen, auf der intellektuellen Ebene. Mit der Vipassana-Meditation begibt man sich auf eine andere Ebene. Die Technik soll einen in die Lage versetzen, diese Erkenntnis persönlich erfahren zu können: alles verändert sich ständig. Und wenn man das erfahren hat, dann erst besteht die Möglichkeit, sich vom

Leid zu befreien und die Realität so zu sehen, wie sie ist und nicht, wie wir sie gerne hätten. Das scheint der wichtigste Punkt überhaupt zu sein: die Dinge so zu sehen, wie sie sind.

Goenka beendet auch diesen Vortrag, indem er die Augen schließt und in altindischen Sprechgesang übergeht. Die für uns unsichtbare Gemeinde hinter der Kamera antwortet brav mit Sadu-Sadu-Sadu und Goenka schaut liebevoll in die Runde:

„Take rest".

Der Vortrag ist beendet und wir gehen langsam zurück, um in der Meditationshalle mit einer kurzen Abschlussmeditation den Abend zu beenden. Kurz darauf liege ich im Bett und freue mich, dass Jochen noch nicht da ist. Wenn ich mich jetzt schlafend stelle, muss er das Licht ausmachen. Kurz darauf bin ich aber schon weg. Ich hatte noch nie Probleme einzuschlafen.

Vierter Tag: betretenes Schweigen in „Edler Stille“

4:00 Uhr! Dieser Gong! Ok, Konrad muss sich nicht auf meine Bettkante setzen und mich liebevoll wie meine Freundin aus dem Schlaf streicheln, aber gibt es nicht etwas Sanfteres als diesen Gong, den man eigentlich vom UN-Sicherheitsrat verbieten lassen sollte? Zumindest um diese Uhrzeit. Ich bin wach.

Der vierte Tag. Schon fast Routine, schon fast ein neues Zuhause. Um 4:30 Uhr sitze ich in der Halle auf meinem Meditationskissen und erwarte die neuen Instruktionen. Heute soll ja in dem Zehn-Tage-Programm ein besonderer Tag sein. Heute soll die eigentliche Vipassana - Meditation vermittelt werden. Aber ich muss mich noch bis Mittag gedulden. Dann wird es eine längere Meditation mit Anwesenheitspflicht geben. Bin gespannt, klingt irgendwie aufregend.

Somit verbringen wir den Vormittag weiterhin mit Achtsamkeitsmeditationen. Meine Nase und das Areal kurz darunter kenne ich jetzt schon wie meine Westentasche. Ich könnte eine Landkarte davon zeichnen und Touristentouren anbieten:

„Zu den Nasenhöhlen links mit einzigartigen "sensations" bitte beeilen! Wir sind abfahrtbereit in zehn Minuten. Verpassen Sie nicht einzigartige Sinneseindrücke, aber bitte nur beobachten! Nicht interpretieren!“ Ich konzentriere mich und pendle zwischen hoher Aufmerksamkeit und ablenkenden Gedanken. Dabei versuche ich, schön die Mitte zu halten, also Gedanken zuzulassen ohne sie vertreiben zu wollen, aber sie dennoch nicht so groß werden zu lassen, dass ich mich nicht mehr auf den Nasenbereich konzentrieren kann. In kleinen, seltenen Mikrosekunden habe ich das Gefühl, genau auf dem Punkt zu sein. Diese Momente sind sehr aufregend und ich würde sie gerne länger halten, aber genau dadurch verliere ich sie wieder. Dennoch bin ich zufrieden und habe das Gefühl, immer besser meditieren zu können.

Ich komme heute etwas später zum Frühstück. Als ich den Speisesaal betrete habe ich das Gefühl, dass irgend etwas nicht stimmt. Es kommt mir so vor, als wenn ich eine Stecknadel fallen hören könnte. Hier, in der "Edlen Stille", hier, wo alle schweigen und auch versuchen, möglichst wenige Geräusche zu machen, um die anderen nicht zu stören, hier ist es noch mal um zehn Dezibel leiser geworden.

Ich stelle mir irritiert mein Müsli zusammen. Nachdem ich am Mitteltisch Platz genommen habe, höre ich eine Art Schluchzen - ganz leise und kaum wahrnehmbar. Das Geräusch wird schnell lauter und intensiver. Rechts an der Wand sitzt einer der Teilnehmer und schluchzt steinerweichend wie ein kleines Kind. Seinen Kopf hat er tief in der schwarzen Kapuze seines Sweatshirts verborgen. Die Schultern zittern und das tiefe Luftholen zieht durch den ganzen Raum. Der Mann ist fertig. Es ist Speedy Gonzales, der Hamster im Rad ist zusammengebrochen. Er kann nicht mehr. Alle schweigen irgendwie noch intensiver - zumindest kommt es mir so vor. Es ist ein betretenes Schweigen, getragen von ehrlichem Mitleid. Ich würde am liebsten zu ihm rübergehen und die Hand auf die zitternden Schultern legen, aber ich trau` mich nicht. Ich befürchte, er würde dann explodieren. Ein Dammbruch und die dann überschwappende Flut an Emotionen würden nicht aufzuhalten sein. Ein Gefühls-Tsunami, der uns vielleicht alle mitreißen könnte. Speedy Gonzales schluchzt weiter. Irgend jemand scheint Konrad informiert zu haben. Er versucht, ganz vorsichtig mit ihm Kontakt aufzunehmen. Das scheint ihm auch zu gelingen und das Zittern der Schultern wird weniger. Beide gehen leise vor die Tür. Wir bleiben schweigend zurück. Kein kommentierender Blickkontakt untereinander, kein verlegenes Grinsen. Alle sind sich bewusst, dass es jedem hier passieren kann. Der Prozess, der hier in Gang gesetzt wird, kann anscheinend auch außer Kontrolle geraten. Kommt bestimmt auch auf die Persönlichkeit jedes einzelnen an.

Ich frühstücke in der etwas bedrückten Atmosphäre zu Ende, mache mir eine Kanne Tee und trete vor die Tür. Die Sonne scheint, es ist angenehm warm und ich hole tief Luft. Armer Speedy, denke ich, hoffe, er findet seinen Frieden.

Die weiteren Meditationen bestanden für mich im Wesentlichen daraus, zu üben, mich noch besser zu konzentrieren und zu beobachten. Ich habe mittlerweile eine Sitzposition gefunden, mit der ich gut zurecht komme. Ich sitze jetzt leicht erhöht, so dass die Hüften nicht ganz so extrem abgeknickt werden. Ansonsten stütze ich meine Knie links und rechts mit Kissen ab. Damit halte ich die erste halbe Stunde gut aus. In der zweiten Hälfte der Meditationen wird dann gekämpft. Eine leichte Verlagerung der Hüften kann schon für ein paar Minuten Linderung verschaffen, aber irgendwie wird mit der ersten Bewegung, die man zur Erleichterung macht, das Gesamtsystem gestört und dann geht es erst richtig los. Andere Gliedmaßen ziehen nach und wollen auch entlastet werden. Das kann man in der Halle auch gut an der Geräuschkulisse gegen Ende der Meditationen erkennen. Außer Konrad und seine Profi-Kollegen kämpft hier jeder gegen den allgegenwärtigen Schmerz. Es ist soweit. Am schwarzen Brett stand, dass die erste Meditation nach dem Mittagessen 2 Stunden dauern würde und während dieser Zeit die Halle nicht verlassen werden darf. Heute werden wir in die eigentliche Vipassana-Meditation eingeführt. Entsprechend ist die Stimmung im Saal.

Man kann spüren, dass alle gespannt sind, was jetzt kommt. Der Anfang ist genau so, wie bei den anderen Meditationen auch. Die Lehrer ziehen durch die Halle ein, setzen sich auf das Podest und Meister Joda startet seine CD. Goenkas Stimme erfüllt den Raum. Ich versuche, irgend etwas aus den indischen Klängen heraus zu hören... Keine Chance.

Dann kommt seine leicht verständliche englische Variante bzw. Übersetzung, die allerdings nicht gesungen wird. Das wäre dann wohl auch etwas schwierig. Auch der lispelnde Rheinländer verzichtet auf eine gesungene deutsche Übersetzung. Es folgt nun ein Ritual, ähnlich wie am ersten Tag. Wir sollen Teile eines indischen Textes nachsprechen. Goenka legt vor, alle im Saal legen nach. Ich bin kein Fremdsprachentalent, das wurde mir schon in der Grundschule bescheinigt. Also versuche ich, während ich über den Sinn und Unsinn eines solchen Rituals nachdenke, den Klang der Sprache aus „der Zeit als Buddha lebte" nach zu sprechen. Für mich klingt dass dann wie

„shimumandu mandima bummurann ..."

oder so ähnlich.

Was ich da wiederhole, weiss ich erst danach. Ich bitte damit feierlich die Lehrer, mich in Vipassana-Meditation auszubilden. Ok - damit kann ich leben. Hier wird also kein Personenkult betrieben oder jemand angehimmelt. Nüchtern betrachtet kommt hier ein verbaler Vertrag zustande. Ich bekunde damit, dass ich ausgebildet werden möchte. Soll also keiner später sagen können, er wüsste nicht, was hier geschieht. Bevor ich mir jetzt noch Gedanken über ein 14-tägiges Rücktrittsrecht mit eventuellen Schadensersatzforderungen machen kann, ist das Ritual auch schon vorbei und es kann los gehen.

Goenka erklärt, dass wir nun mit der eigentlichen Vipassana-Meditation beginnen. Bis jetzt haben wir uns auf den Atem und kleine „sensations" unterhalb der Nase konzentriert. Wir haben uns darauf sensibilisiert, dort die feinsten physischen Ereignisse wahrzunehmen und sie einfach nur zu beobachten

„just observe - just observe." Jetzt sollen wir diese Forschungsarbeit auf den ganzen Körper ausdehnen. Wir werden also aus unserem kleinen Versuchslabor unterhalb der Nase in die große weite Welt unserer physischen Existenz geschickt. Diese Reise soll nach einer gewissen Route ablaufen, also nicht einfach wild drauflos laufen und empfinden, sondern eine vorgegebene Tour einhalten, die garantieren soll, dass wir keine Region des Körpers auslassen.

Wir starten am höchsten Punkt des Kopfes, arbeiten uns langsam zur Stirn vor und lenken unsere Konzentration über das Gesicht zum Hals und in die rechte Schulter. Von dort wandern wir langsam am rechten Arm herunter, über den Ellbogen und Unterarm zur rechten Hand und bis in jeden einzelnen Finger hinein. Dann gehen wir zurück an die Schultern und in den linken Arm auch bis in die Fingerspitzen. Sind wir dort angekommen, geht es zurück zu den Schultern und den Rücken hinunter. Wir tasten uns mit unserer Aufmerksamkeit langsam hinab bis in den Hüftbereich. Den selben Weg nehmen wir vorne über die Brust bis in die Hüften. Hier biegen wir ins rechte Bein ab, fühlen uns über das Knie und Schienbein bis in den rechten Fuß und die Zehen, ähnlich wie bei den Armen. Wenn wir dann auch das linke Bein vollständig gescannt haben, ist die Tour zu Ende. Wir starten wieder vom Kopf eine neue Runde auf genau der selben Route.

Soweit verstanden. Das ist also die Tour, die es einzuhalten gilt. Jetzt das Verfahren. Wir sollen, ähnlich wie wir es gestern gelernt haben, an der jeweiligen Stelle mit unserer

Aufmerksamkeit verweilen und einfach nur beobachten, welche „sensations" sich dort bemerkbar machen. Fühlen wir ein Kribbeln? Oder einen Druck? Ist es ein Ziehen oder Stechen? Wird uns dort kalt oder warm? Kitzelt es? Schwitzen wir da? Oder pulsiert dort ein Schmerz?

Jede Form eines physischen Phänomens soll registriert und beobachtet werden. Aber nur anschauen, nicht bewerten. Das erinnert mich irgendwie an die Bierwerbung von Simone Thomalla und Rudi Assauer:

„Nur gucken, nicht anfassen!".

Wie ich gerade jetzt auf Frau Thomalla komme.

Aber zurück zu Vipassana. Auftrag ist verstanden. Mit hoher Aufmerksamkeit, aber ohne zu interpretieren, sollen wir unseren gesamten Körper nach „sensations" scannen. Los geht´s. Klingt im Prinzip einfach. Gerade will ich mit meiner Körpertour starten, da werden die Bedingungen noch mal verschärft. Ab heute, so Goenka, sollen wir dreimal am Tag „entschieden Sitzen". Das bedeutet, dass wir in den fast sechzig Minuten unsere Körperhaltung nicht verändern sollen. Unsere Körperhaltung NICHT verändern sollen??? Nicht mal ein klein bisschen? Mal den Rücken strecken? Mal ein Bein bewegen? Eine Schulter kreisen lassen? Die ganzen sechszig Minuten??? Gar nicht? Ganz und gar nicht? Ganz und gar nicht!

Oh Mann - das wird eine Herausforderung. Grund dafür ist, dass eine Haltungsänderung bedeutet, dass ich den Schmerz nicht annehme, eine Aversion dagegen habe und somit die „sensation" Schmerz nicht einfach beobachte, sondern bewerte. Na wunderbar. Ich habe das Gefühl, in einem Boot-Camp sagt mir der Drill-Sergeant nach vereinbarten einhundert Liegestützen, ich soll noch einhundert weitere machen. Ok - ich bin ja nicht zum Spaß hier, insofern entscheide ich mich, es einfach geschehen zu lassen.

Es geht los. Ich beginne am obersten Teil meines Kopfes. Für mich ist das die Verlängerung der Wirbelsäule durch meinen Schädel. Ich atme ruhig und konzentriere mich auf ein etwa Zwei-Eurostück großes Areal und warte. Nach einer halben Minute passiert immer noch nichts, aber egal. Ich will nichts erzwingen. Auf der anderen Seite fände ich es schon klasse, was zu spüren. Das würde mir das Gefühl geben, schon jetzt so sensibel zu sein, „sensations" erkennen zu können. Nach einer Minute merke ich immer noch nichts. Ich versuche, geduldig zu bleiben, aber eigentlich will ich schon weiter wandern. Hab noch einen langen Weg über meinen Körper vor mir und vielleicht kann ich ja an einer anderen Stelle die begehrten „sensations" empfinden.

Nach weiteren dreißig Sekunden führe ich meine Aufmerksamkeit langsam an einer gedachten Linie Richtung Stirn. Ich nehme rechts und links des Weges leichtes, kaum spürbares Kribbeln wahr. Wie kleine Blumen am Wegesrand. Ich verlangsame die Aufmerksamkeit, um nicht zu früh an der Stirn anzukommen. Aber da sind dann die Empfindungsblumen auch schon wieder weg.

Ich erreiche die Stirn. Hier ist schon mehr los. Wahrscheinlich ist man hier auch etwas sensibler, weil man seine

Aufmerksamkeit sowieso mehr nach vorne lenkt. Von vorne erwartet man eher eine Gefahr. Man geht nach vorne und konzentriert sich auf das, was vor einem liegt. Wenn man mal bewusst rückwärts geht, merkt man erst, wie spannend das ist und wie wenig Aufmerksamkeit man nach hinten lenkt.

Zurück zur Stirn. Ich spüre breitflächiges Kribbeln, mal hier, mal da, mal stärker, mal schwächer. Ich verweile und sehe dem Tanz der „sensations" zu. Zwischen den Augenbraun entwickelt sich eine Art Druckgebiet. Ich bemerke, wie ich mich darüber freue. Nicht gut! Nur gucken! Nicht freuen! Gleichmütig betrachten!

Ich gehe weiter. Meine Augen bewegen sich etwas nervös. Meine Wangen sind warm. Ich spüre leichtes Kribbeln und feines Zucken an den Lippen. Nach einer gefühlten Minute wandere ich über die Schulter, die sich hart und verkrampft anfühlt, in den rechten Oberarm. Blindes Areal, wie vorhin auch von Goenka beschrieben. Ich schaue in ein dunkles, schwarzes Loch. Auch mit größter Aufmerksamkeit wird aus dem schwarzen Loch nichts gesendet. Ich bleibe und versuche, nichts zu erzwingen. Dann reist mir der Faden. Nicht der Geduldsfaden, sondern der Konzentrationsfaden.

Ich weiss nicht mehr, wo ich mit meiner Aufmerksamkeit bin. Wie in den ersten Tagen, wenn man sich auf die Atmung konzentrieren soll. Plötzlich ist alles weg. Die Gedanken haben mich abgelenkt. Ich denke über die Erklärung der Meditation nach, aber ich konzentriere mich nicht mehr auf das Areal, in dem ich kurz vorher noch war. Ich bin raus. Laut Anweisung soll ich dann wieder von vorne anfangen. Gehen Sie zurück auf „Los“. Ich sträube mich etwas dagegen, aber begebe mich wieder an die höchste Stelle meines Kopfes und versuche, dort etwas zu spüren.

Und tatsächlich. Dort ist eine Art Luftstrom oder auch Lichtkegel zu spüren. Genau auf dem Zwei-Eurostück großen Areal spüre ich zarte „sensations“. Ich gehe weiter und bin nach etwa fünf Minuten wieder am rechten Oberarm. Wieder ein blindes Areal. Bevor ich hier in die Dunkelheit gezogen werde, gehe ich weiter. Am Unterarm spüre ich zwischen meinen Haaren einen leichten Luftzug. Oder bilde ich mir das nur ein? Ich konzentriere mich und entscheide: ja, das ist ein zarter Lufthauch. Kaum spürbar, aber ich habe ihn wahrgenommen. Meine Hand ist auf der Innenseite etwas feucht, da die rechte Hand darin liegt. Ich bemerke den Schweiss, der ja auch eine „sensation“ ist. Es geht zurück zur Schulter und auf die andere Seite. Ähnliches Spiel wie links. Dann geht es hinten über den Rücken.

Ich bin schon gespannt, ob neben der „Mega-Schmerz-Sensation“, also der Stelle am Rücken, die seit drei Tagen brennt, als ob ein glühendes Messer darin stecken würde, überhaupt noch etwas zu spüren ist. Ich taste mich an der Wirbelsäule runter und mache kleine Abstecher nach links und rechts. Neben etwas Kribbeln und Ziehen gibt es keine besonderen Vorkommnisse. Ich fühle mich wie ein Urwaldforscher, der sich immer mehr an einen Vulkan herantastet. Je näher er kommt, um so mehr brennende Lavastellen begleiten seinen Weg.

Auf halber Höhe der Wirbelsäule biege ich auf die linke Seite zum Schmerzzentrum ab. Hier tut es richtig weh. Ich bleibe etwa zwei Minuten im Schmerz und versuche, mich mit ihm anzufreunden. Vergebens. Keine Kommunikation. Der Schmerz brennt. Basta.

Ich gehe weiter und biege bei den Hüften ins rechte Bein ab. Die Oberschenkel sind ähnlich wie die Oberarme fast frei von „sensations“. Trotzdem bleibe ich aufmerksam und versuche, etwas zu spüren. Vergebens.

Am rechten Knie muss ich mich nicht groß konzentrieren. Mittlerweile ist der Schmerz dort deutlich zu spüren. Geh in den Schmerz, heisst es so schön. Was immer auch damit gemeint ist, ich versuche, den Schmerz einfach nur zu sehen und ihn zu ignorieren. Aber er ist da. Ich kann ihn fühlen und somit ist es nicht einfach, ihn zu ignorieren. Ich lasse ihn einfach stehen und gehe weiter.

Schienbein - totes Areal. Fußgelenk - Spannungsschmerz, Dehnungsschmerz, der Knöchel liegt auf einer blöden Stelle - also auch noch Druckschmerz. Es geht zur linken Seite, aber kurz vor dem Ziel reißt mir auch hier die Konzentration ab. Ich muss wieder zurück zum Kopf. Frustrierend.
Ich hätte gerne eine Tour in voller Aufmerksamkeit geschafft. Wieder zurück zu gehen empfinde ich als Defizit. Aber das sollte ich nicht. Es ist nicht gleichmütig, sich selbst Vorwürfe zu machen.

So geht das die gesamte Zeit weiter. Ich beginne die Tour, finde hier und da feine „sensations“, besuche meine Schmerzvulkane und schaffe es nicht, auch nur eine Tour vom Kopf bis zu den Zehen in voller Konzentration und mit entsprechendem Gleichmut zu Ende zu bringen. Es ist so schwer, sich über einen längeren Zeitraum nur auf die feinen Strukturen zu besinnen.

Gegen Ende der Meditation muss ich stark gegen meinen Drang arbeiten, mich zu bewegen. Wie gerne würde ich meinen Rücken strecken oder das Bein etwas abwinkeln. Nur Millimeter. Aber ich will durchhalten. Vielleicht ist etwas hinter dem Schmerz, das wir nicht sehen können, weil der Schmerz es nicht zulassen will. Ich kämpfe und sehe auch, dass ich durch die Selbstverpflichtung wirklich länger durchhalte. Da geht immer noch was, auch wenn du glaubst, jetzt ist Schluss und der Schmerz dich überwältigt.

In den letzten zwanzig Minuten kapituliere ich und bewege mich ein bisschen. Andere kommen auch an ihr Limit. Im Saal wird es zunehmend lauter. Wenn ich sage „lauter", dann natürlich auf niedrigstem Niveau. Aber in diesem hochsensibilisierten Zustand ist jedes noch so kleine Geräusch doppelt so laut.

Als Goenka plötzlich wieder zu singen anfängt, bekomme ich noch mal einen Motivationsschub. Die zehn Minuten halte ich jetzt auch noch durch, denke ich mir. Aber zehn Minuten sind nicht zehn Minuten. Diese zehn Minuten sind gefühlte dreißig Minuten. Dann kommt der erlösende Gong.

Ein Raunen geht durch den Saal. Wir Schüler haben gerade zum ersten Mal die urbuddhistische Vipassana-Meditation praktiziert. So, wie Buddha vor 2500 Jahren auch.

Obwohl ich mich wie ein Fahrschüler nach seiner ersten Fahrstunde fühle, freue ich mich darauf, bald am Strassenverkehr teilnehmen zu dürfen. Ich hoffe, ich werde im übertragenen Sinne ein guter Autofahrer.

Unser Bewegungsbedürfnis nach dieser langen und harten Meditation ist gross. Fast alle ziehen ihre Runden durch die Anlage und verteilen sich auf Wald und Hochplateau. Der Schmerz ist sofort weg und die Gedanken kreisen.

Das ist also Vipassana. Der ganze Körper wird gescannt und beobachtet. Nur die physischen Ereignisse, keine Gefühle oder Emotionen. Rein wissenschaftlich. Und warum? Um zu „Erfahren“, dass alles vergänglich ist. Nichts ist konstant, alles kommt und geht - immer.

Der Verstand hätte das schon vor der Meditation unterschreiben können, aber damit ist es noch lange nicht erfahren oder zur persönlichen Wahrheit geworden.

Ich bin auf den Vortrag von Goenka heute Abend gespannt. Da wird es sicher noch Erklärungen zu Vipassana geben. Ich drehe noch eine Runde durch den Wald und wende mich dann dem Hochplateau zu. Dort scheint die Sonne.

In der zweiten Runde des Nachmittages vertiefen wir die Erfahrungen, die wir bei der ersten eigentlichen Vipassana-Meditation gemacht haben. Da diese Stunde nicht unter das Motto „entschiedenes Sitzen“ fällt, ist meine Disziplin auch etwas geringer. Ich versuche, die Tour vom Kopf bis zu den Füßen in einem Rutsch durchzuziehen. Ich frage mich, welches Tempo eigentlich angemessen ist. Warte ich jetzt stundenlang wie die Katze vor dem Mauseloch, bis sich etwas bewegt? Oder schaue ich einfach nur mal kurz vorbei, ob eine „sensation“ da ist und wenn nicht, dann weiter zum nächsten Bereich?

Ich probiere verschiedene Geschwindigkeiten aus. Je länger ich in einem toten Bereich, z.B. den Oberarmen, warte, um so kniffliger wird es. Wünsche ich mir jetzt, dass was passiert? Und bilde ich es mir dann ein? Oder steigere ich dadurch meine Aufmerksamkeit und kann wirklich etwas wahrnehmen? Bin ein bisschen hilflos bei dieser Sitzung und wurschtel mich so durch.

Mr. Teakwondo hinter mir geht mir schon wieder auf den Sender. Er ist unruhig und irgendwie stört er weiterhin meine Kreise. Vielleicht auch, weil ich jetzt noch konzentrierter bin, als zu Beginn. Der Verstand lässt mich zwar erkennen, dass das Problem nur bei mir liegt, allein der Köper will das nicht akzeptieren. Wenn ich mich nicht auf die Meditation konzentrieren kann, ist der Typ hinter mir Schuld. Wie schön einfach.

Am Ende der Meditationssitzung bleibe ich noch etwas sitzen und beobachte, wie alle aufstehen und ihre Sachen sortieren. Konrad öffnet die Fenster, um frische Luft reinzulassen. Es wird hell in der Halle und die besinnliche Stimmung weicht den Sonnenstrahlen von draussen. Ja, da draussen gibt es noch ein reales Leben, der Kontrast zu meiner Gedankenwelt und Meditationsstimmung. Da draussen gibt es Licht, Gras, Luft und Abendbrot.

Ich stehe langsam auf, drehe mich um und habe eine Mikrosekunde Blickkontakt mit Mr. Teakwondo. Kann den Blick kaum analysieren, verbuche ihn aber unter wohlwollend, entspannt, stressfrei. Ich bemerke bei mir einen automatischen Reflex, irgend eine Botschaft in meine Mimik zu legen. Wenn ich jetzt sprechen könnte, würde ich wahrscheinlich sagen: „ganz schön anstrengend, oder?“ Irgend so einen unverbindlichen Satz, der letztendlich nur signalisieren soll: ich will dir nichts und ich will auch, dass du mir nichts willst. Oder so ähnlich. Ich werte diesen Hauch einer minimalistischen Kommunikation als Fortschritt in unserer Beziehung. Die Lage scheint nicht hoffnungslos.

Zum Abendessen - oder besser: zur letzten Mahlzeit des Tages um 17:00 Uhr - habe ich mir spontan etwas besonderes einfallen lassen. Ich habe mir zwei Bananen geschält und parallel auf einen Teller gelegt. Dann habe ich etwas Rübenkraut in Schlangenlinien darüber gegossen. Sieht für mich wie eine Sternekoch-Deko aus. Ich erwische noch einen Fensterplatz im Eck und geniesse meine „Bananen im Schlafrock a la Michèle“. Auf welche Ideen man hier kommt, wenn man sinnlich auf Null gefahren wird.

Ich nehme mir noch einen Apfel an meinen Lieblingsplatz mit, lege die Beine hoch und schliesse die Augen. Ich konzentriere mich kurz auf meine Atmung und denke mir dann aber, dass ich gerade „Pause“ habe und vielleicht mal einfach nur meinen Apfel geniessen sollte.

Mir wird mein zufriedenes Gesicht bewusst, dass ich selbstgefällig aufgesetzt habe. Sollte mich jemand beobachten, kann er ruhig sehen, dass es mir gut geht.

„Oh Mann, das ist doch nun wirklich egal, Michael."

Ich bemerke, dass ich zu Selbstgesprächen neige. Immer mehr. Mein Alter-Ego meldet sich, mein härtester Kritiker:

„Wie eitel bist du denn, dass du jetzt für die Anderen ein zufriedenes Gesicht aufsetzt?" spottet Michael plus weiter. Ich gebe ihm Recht und habe damit meine Ruhe.

Schnell noch mal aufs Zimmer und mich etwas hinlegen. Kaum habe ich die Augen geschlossen, wird auch schon zur 18:00 Uhr Meditation gegongt.

„Kann man denn hier nicht einmal seine Ruhe haben?" denke ich schmunzelnd. Mein Humor ist bis jetzt anscheinend nicht auf der Strecke geblieben.

Die Meditation vor dem Videovortrag gestaltet sich als widererwartend angenehm. Ich versuche, die Tour durch den Körper gelassen anzugehen. Was kommt, das kommt und auch, wenn ich mich unterwegs verliere und wieder am Kopf anfangen muss, nervt mich das nicht.

Viele „sensations" kann ich zwar nicht einfangen, aber die, die ich spüre, sind in Bereichen, die vorher tot waren. Die großen Schmerzzentren wie Rücken und Beine sind natürlich sehr ergiebig. Aber auch schon eine Spur zu grell. Große Schmerzen überstrahlen das ganze Areal. Hier im Umfeld noch feine kleine Ereignisspuren zu entdecken, ist unmöglich. Als wenn man direkt neben der Sonne einen Planeten beobachten wollte. Ich schwebe über meinen Körper mit schon fast medizinischem Interesse und schaffe eine Tour ohne abzusetzen. Ob das schon eine Art Trainingseffekt ist? Oder eine Form der Sensibilisierung?

Ich beende die Sitzung für mich mit einem guten zentrierten Gefühl. Bis zum Vortrag ist noch ein wenig Zeit. Ich drehe ein paar Runden, suche die Keramikabteilung auf und schlendere zu 19:00 Uhr zum Treffpunkt. Freue mich auf Goenkas Vortrag und darauf, mit ausgestreckten Beinen sitzen zu dürfen.

Die kleine Videogruppe hat sich wieder vor dem Haus direkt neben dem Frauenbereich eingefunden. Die kurze Wartezeit nutze ich, um einen Blick in die verbotene Zone zu wagen. Ich sehe, wie aus dem hohen Gras zwei Frauenbeine in Leggins in die Luft ragen und sich immer wieder öffnen und schliessen. Nach phantasieanregenden drei Sekunden realisiere ich, dass es sich wohl um eine Gymnastikübung handelt. Verständlich nach einem langen Tag mit über zehn Stunden Meditation. Da würde ich auch gerne etwas Gymnastik machen und mir die Beine lockern.

Bruce Springsteen kommt, öffnet uns die Tür und wirft die Multimedia-Anlage an.

Vortrag S.N. Goenka, Tag vier

Goenka erscheint lächelnd auf dem Bildschirm. Der Kameramann hat ihn genau in die Mitte des Bildes gesetzt.

„Ihr habt vier Tage hart gearbeitet, es bleiben noch sechs Tage harter Arbeit“, Goenka weist noch einmal darauf hin, dass dieser vierte Tag ein besonderer Tag in dem zehn-tägigen Kurs ist. Heute haben wir die eigentliche Technik von Vipassana erlernt. Die Tage davor galten der Vorbereitung. Jetzt also praktizieren wir wirkliche Vipassana-Meditation.

Es gibt verschieden Formen der Meditation, so Goenka weiter. Man kann sich auf Objekte konzentrieren, oder auf ein Wort, das man immer wiederholt, aber diese Techniken bleiben alle an der Oberfläche. Sie entspannen und beruhigen den Geist, aber sie gehen nicht an die Wurzeln des Leidens. Und wenn die Wurzeln nicht entfernt werden, dann wächst da immer wieder etwas nach.

Vipassana geht da tiefer und ist im wahrsten Sinne des Wortes radikaler.

Nach dem ersten Tag sind sicher einige Fragen aufgetaucht, meint Goenka und gibt direkt die Antwort. Z.B., warum man bei der Vipassana-Meditation die Aufmerksamkeit auf die „sensations“ vom Kopf bis zum Fuß wandern lassen muss und nicht einfach zu den entsprechenden Ereignissen springt. Der Sinn dahinter ist, sich auch Regionen zuzuwenden, an denen man vermeintlich keine Sinneseindrücke hat. Man würde diese Regionen aussparen, weil da sowieso nichts los ist. Dadurch verpasst man aber die

Chance, seine Wahrnehmungsfähigkeit zu verfeinern. Man bleibt in einer relativ groben Wahrnehmung, wenn man nur an die deutlichen, eindeutig spürbaren Ereignisse springt. Laut Goenka hat jeder Teil des Körpers in jedem Moment "sensations" - wirklich in jedem Bereich und wirklich immer. Es gilt, seine Wahrnehmung so zu schulen, dass man jedes noch so kleinste Prickeln, Ziehen oder Brennen egal an welcher Stelle des Körpers spüren kann.

Wie lange so eine Tour der Wahrnehmung dauern sollte, beantwortet Goenka auch. Es macht keinen Sinn, in einer Minute über den Körper zu huschen. Da wird man nichts wahrnehmen können. Andererseits ist es auch nicht notwendig, stundenlang an einer Stelle zu verharren, um irgend etwas zu spüren. Wenn nichts da ist, dann geht man langsam weiter. Goenka würde für so eine Tour über den Körper etwa zehn Minuten veranschlagen. Das ist ja mal ne Ansage. Kopf bis Fuß zehn Minuten - alles klar.

Wichtig ist dabei, viel Geduld zu haben und nichts zu forcieren. Goenka beschreibt sehr witzig, wie Schüler zu ihm gekommen sind und frustriert waren, weil sie nichts gespürt haben - absolut nichts. Vor lauter Schmerzen hätten sie nichts gespürt. Goenka muss fast selber lachen, denn auch Schmerz ist ja eine „sensation“ - alles, was auf der physischen Ebene im Körper spürbar ist, ist eine „sensation“.

Goenka macht einen Schüler nach, der zu ihm kam und im Satz, er hätte nichts gespürt, seine Nase kratzte, weil es da so kribbelte. Auf dem Video wird im Hintergrund sehr gelacht. Goenka hat einen wunderbaren Humor.

Auch ist es ein Fehler, bei der Meditation auf ein besonderes Ereignis zu warten, irgendeine übersinnliche Wahrnehmung oder einen besonderen Kick. Es geht um das reine Beobachten einer Reaktion auf der physischen Ebene des Körpers. Nicht mehr, aber auch nicht weniger. Und je feiner der Geist wird, um so feinere Empfindungen können wahrgenommen werden. Denn auch in den Bereichen, wo man vermeintlich keine Empfindungen spürt, sind sie vorhanden. Garantiert.

Auf die Frage, ob man nur auf der Oberfläche nach Ereignissen forschen sollte oder auch im Körper selber, antwortete Goenka direkt, dass es zum jetzigen Zeitpunkt reichen würde, sich mit der Oberfläche des Körpers auseinander zu setzen.

Aha, da sehe ich ja schon die Steigerung in den nächsten Tagen. Das kann ja heiter werden. "Die Reise ins eigene Ich" mit einem Mini-U-Boot durch Lunge, Magen und Herzkammern. Ich sehe definitiv zu viele amerikanische Spielfilme.

Zum Beobachten der „sensations" selbst: man soll ausgeglichen beobachten, also ohne Aversion oder Sehnsucht. Bedeutet: wenn dein Bein schmerzt, schau dir den Schmerz einfach nur an. Bewerte nicht. Tja, leicht gesagt, wenn ich da auf meiner Matte sitze und das Gefühl habe, ein glühendes Messer im Rücken zu haben. Mal sehen, ob mir das morgen in der Meditation gelingt, meinen Schmerz mit noch mehr Gleichmut zu betrachten.

Also: Nur wenn man ausgewogen beobachtet, kann man

die wahre Natur der Dinge erkennen und darum geht es letztendlich.

Buddha hat unter einem Baum so lange Vipassana praktiziert, bis er alles so sehen konnte, wie es wirklich ist. Eigentlich hat er es nicht „gesehen“ sondern körperlich erfahren.

Das Gesetz der Natur besagt dann auch, so Goenka, dass alles eine Ursache hat. Nichts passiert zufällig, sondern ist das Ergebnis von einem Ereignis davor. Aus dem Samen, den ich säe, bekomme ich auch nur die Frucht, die ich gesät habe. Oder konkreter: meine Handlungen erzeugen das Ergebnis. Oder wie der Rheinländer sagen würde: Von nix kütt nix! Da haben wir ihn wieder, den buddhistischen Rheinländer.

Aber wie entstehen meine Handlungen? Als hätte mich Goenka gehört, erläutert er nun, wie Handlungen entstehen. Jeder Handlung liegt ein Gedanke zu Grunde. Erst kommt der Gedanke, dann die Handlung. Einleuchtend: erst denke ich über etwas nach oder reagiere auf etwas, dann entscheide ich mich für eine gewisse Handlung und erst danach führe ich sie aus. Wenn ich also auf der mentalen Ebene alles im Griff habe, dann habe ich auch meine Handlungen im Griff.

Goenka geht jetzt noch tiefer. Unser Bewusstsein hat sechs Ebenen. Die fünf Sinne, also sehen, hören, fühlen, schmecken, riechen und die Empfindungsebene, so etwas wie intuitives Spüren oder Emotionen.

Dann gibt es noch die vier Bereiche des Bewusstseins: vijnana, erster Bereich, stellt einfach nur fest. Das Ohr gibt

Signal, ich habe was gehört. Die Augen melden, ich habe was gesehen. Der zweite Bereich des Bewusstseins bewertet, was der erste Teil gemeldet hat. Und bei der Bewertung gibt es nur hop oder top, also Aversion (kein Interesse! Lass mich damit in Ruhe! Ich will das nicht!) oder Sehnsucht (Das gefällt mir! Davon will ich mehr! Bleib da! Geh nicht weg!). Das bedeutet, alles, was auf uns einwirkt, wird dementsprechend verarbeitet: gefällt mir oder gefällt mir nicht. Weg damit oder mehr davon. Will ich haben, brauch ich nicht. Danach erst kommt eine Reaktion auf der physischen Ebene des Körpers. Die „sensations" entstehen. Mal ganz fein, kaum zu spüren, mal riesig groß und kaum auszuhalten. Mal wohlig warm, mal erschreckend kalt. Danach kommen die Handlungen, vierte Ebene des Bewusstseins.

Die sankharas - also Handlungen - entstehen, getrieben von Aversion oder Sehnsucht. Goenka beschreibt diesen Vorgang wieder sehr plastisch mit Bildern: manche sankharas sind wie Striche auf dem Wasser, ganz flüchtig und sie hinterlassen keine Spuren. Andere sankharas sind wie Striche auf Sand - sie hinterlassen eine flüchtige Spur, die schnell wieder verweht. Die dritte Art der sankharas, so Goenka, hinterlässt eine Spur in Stein. Eingemeisselt für die Ewigkeit. Und je öfter wir diese Handlungen ausführen, um so stärker manifestiert sich die Spur in unserem Leben.

Soweit verstanden. Die sankharas, meine Handlungen, die von Sehnsucht oder Aversion beeinflusst sind, sind mein Schicksal. Wenn ich meine Handlungen ohne die beiden Spielverderber ausführen kann, also die Dinge neutral, zentriert und gleichmütig sehen kann, hinterlasse ich keine Spuren, die mich negativ beeinflussen.

Klingt kompliziert, aber ich habe es jetzt ja auch zum ersten Mal gehört und in den verbleibenden Tagen wird das sicher noch vertieft. Auf jeden Fall finde ich den Ansatz spannend und verstehe jetzt auch, warum wir uns so auf die "sensations" konzentrieren sollen und diese mit Gleichmut betrachten müssen.

Goenka gibt uns noch eine kleine Hausaufgabe: Registriere, wie viele sankharas heute entstanden sind und merke dir die beiden bedeutendsten. Am Ende der Woche sollen wir uns wiederum die beiden wichtigsten sankharas merken und am Ende des Monats, usw.. Ich mag keine Hausaufgaben. Ich werde es vielleicht mal ausprobieren, aber in der Regel vergesse ich so etwas schnell. Zum Glück gibt es keine Kontrolle am Ende des Kurses.

Dann beendet er den Vortrag mit einem interessanten Gedanken. Vipassana ist die Kunst des Lebens und damit auch die Kunst des Sterbens. Alle, die Vipassana praktizieren, gehen mit einem Lächeln in den Tod, weil sie ihn mit Gleichmut betrachten können. Und der letzte Gedanke im Tod ist der erste Gedanke in einem neuen Leben. Hier muss man dann zwar an ein Leben nach dem Tod und Reinkarnation glauben, aber egal. Ich finde den Gedanken schön, dass man nicht wieder bei Null anfängt, sondern sich über viele Leben immer weiter entwickelt. Und dem Tod mit einem Lächeln entgegentreten zu können, ist natürlich auch faszinierend. Wünschen wir uns das nicht alle?

Zum Schluss hebt Goenka wieder zum gesungenen altindischen Gruß an und die Schüler hinter der Kamera antworten mit dem melodischen sadu-sadu-sadu.

Gedankenerfüllt trete ich mit den anderen in den Abend hinaus. Die ersten Sterne sind zu sehen und wir bilden eine kleine Karawane Richtung Meditationshalle.
Durch die geöffneten Fenster hören wir die Übersetzung von Goenka in deutsch. Sie hat so gar nichts von Goenkas Originalstimme. Sie wirkt monoton und wenig engagiert. Was für ein Glück, dass ich mich für die Videovariante in Englisch entschieden habe.

Nach einer kleinen Pause gehen wir alle noch einmal zur Schlussmeditation für 30 Minuten auf unsere Matten.
Das ist jetzt genau richtig. Ich merke, wie ich mich auf die Meditation freue. Der Schmerz im Rücken kommt trotzdem. Ich habe ihn mir einfach nur angeschaut.

Am Ende eines ereignisreichen Tages falle ich müde ins Bett. Jochen scheint etwas zu schreiben. Er hat sich zur Wand gedreht und will wohl vermeiden, dass ich dadurch gestört werde. Oder er will nicht entdeckt werden, denn Notizen sollen wir uns ja auch nicht machen. Mir ist es egal. Ich will jetzt nur schlafen. Da wir beide uns nicht verständigen können, scheint Jochen davon auszugehen, dass ich das Licht ausmache. Als ich merke, dass er sich zum Schlafen eingerollt hat, muss ich noch einmal aufstehen und das Licht ausmachen.

"Hätte zumindest mal Dankeschön sagen können", denke ich mir und schlafe lächelnd ein.

Fünfter Tag: Vipassana-Mikado: „Entschlossenes“ Sitzen

Ich bin zu spät dran. Das merke ich direkt an der reduzierten Geräuschkulisse, die mein Bewusstsein bei der Verarbeitung der ersten Sinneseindrücke wahrnimmt. Jochen kann mich natürlich nicht wecken. Da bin ich selbst für verantwortlich. Ich springe aus dem Bett und laufe zügig ins Badezimmer - leer! Ich bin alleine, es ist 4:24 Uhr - das schaffe ich nie!

„Aber du kannst doch auf dem Zimmer meditieren“, flüstert eine verführerische Stimme in mein Ohr, „Entspann Dich, keiner wird es merken.“

Mein Alter Ego hat manchmal doch gute Ideen. Ich dusche also in Ruhe und schleiche mich mit leicht schlechtem Gewissen wieder ins Zimmer.

Jochen ist in der Halle, ich muss also keine Rücksicht nehmen und mich auch nicht nonverbal rechtfertigen.
Als eine Art Buße lege ich die blaue Wolldecke auf den Boden vor das Bett und platziere dort mein Meditationskissen. So kann ich mich zwar anlehnen, aber nicht wirklich entspannen. Ich stütze meine Knie mit der Decke etwas ab, lege die Hände zusammen, strecke mich einmal und atme tief durch. Und noch einmal. Und ein letztes Mal. Ich entspanne mich langsam. Frisch geduscht, frisches T-Shirt und es ist leicht kühl in dem Zimmer - also eigentlich Idealbedingungen.

Ich starte mit der Suche nach „sensations" am Kopf und arbeite mich langsam Richtung Zehen. Es funktioniert ganz gut. Das Verhältnis zwischen blinden und aktiven Bereichen hält sich ziemlich die Waage. Ich versuche, noch feiner zu spüren, wo genau denn die „sensations" ihr Unwesen treiben und habe das Gefühl, tatsächlich mehr empfinden zu können. Bei mir kribbelt es hauptsächlich, manchmal ist es auch ein dumpfer Druck oder ein Prickeln.

So verbringe ich also die erste Stunde vor meinem Bett, fühle mich wie ein fleischgewordener Magnetresonanztomograph, der den Körper auf Krankheiten scannt und beobachte die Ergebnisse.

Natürlich reißt auch immer wieder meine Konzentration ab. Wenn ich das bemerke, springe ich zurück und fange von vorne an. Das ist zwar lästig und reduziert den Spaß, aber darum geht es hier ja nicht.

Als ich dann den Gong höre, bin ich erleichtert. Die letzten dreißig Minuten waren anstrengend, meine Sitzposition ist suboptimal und die Schmerzen in Rücken und Knie sind treue Freunde. Ausserdem fehlen in der Selfmade-Meditation auf dem eigenen Zimmer die ausleitenden Gesänge von Goenka. Der Gong trifft einen insofern unvermittelt und plötzlich. In der Halle bekommt man zum Schluss noch einmal einen Motivationsschub, wenn man Goenka hört. Man weiss, jetzt ist es gleich vorbei. Das lässt einen noch einmal die Zähne zusammen beissen.

Müsli. Immer wieder Müsli. Aber mir fällt nichts Kreatives ein. Der warme Hirsebrei erinnert mich zu sehr an meine

Kindheit. Da sehe ich mich mit Schlabberlatz am Küchentisch und Mama traktiert mich mit einem gehäuften Esslöffel. Ich könnte mir auch ein Brot schmieren, aber da gehört für mich Käse drauf, den es hier leider nicht gibt. Butterbrot mit Marmelade hellt meine Stimmung auch nicht auf. Bleibt also Müsli. Ich variiere das Obst - immerhin ein minimaler Kreativprozess. Mit der vollen Kanne Tee gehe ich zurück aufs Zimmer.

Bis um 8:00 Uhr die zweite Meditation anfängt, entspanne ich auf dem Bett. Jochen ist auch da und bastelt an seiner Schaumstoff-Sitzkonstruktion herum. Wie ein Rodler, der seinen Schlitten für den nächsten Wertungslauf optimieren will. Millimeterarbeit für eine halbwegs schmerzfreie Meditation. Ob Hilfslehrer Konrad bei den Sitzungen überhaupt noch Schmerzen verspürt? Ich nehme mir vor, ihn nach den zehn Tagen danach zu fragen.

Von 8:00 bis 9:00 Uhr ist wieder „entschiedenes Sitzen“ angesagt. Nicht bewegen! überhaupt nicht bewegen! Ich nehme mir vor, so still zu sitzen, dass auch der sensibelste Bewegungsmelder nicht anschlagen würde. Dabei ist natürlich die Startposition wichtig. Wenn du schon ein ungutes Gefühl am Anfang hast, kannst du davon ausgehen, dass du bereits nach fünfzehn Minuten kämpfen musst. Und es sind dann noch lange fünfundvierzig Minuten bis zur Erlösung.

Deshalb: man muss viel Wert auf die Startposition legen, damit man die erste halbe Stunde gut durchhalten kann. Der Punkt, an dem du alles geben würdest, damit der Schmerz aufhört, sollte so weit wie möglich nach hinten geschoben werden. Kämpfen musst du sowieso, aber fange möglichst spät damit an.

Manche meditieren auf einem kleinen Holzbrett, das links und rechts Querstreben hat. Das legt man sich über die Waden und setzt sich darauf. Die Hauptlast liegt also vorne auf den Knien. Ein anderer hat sich einen Holzstuhl zurechtgesägt. Die Beine sind gekürzt worden, vorne mehr als hinten. Somit hat die Sitzfläche eine gewisse Schräge. Die Lehne ist natürlich auch entfernt worden. Sieht insgesamt ganz bequem aus. Highlight ist allerdings die aufblasbare kreisrunde Badeinsel eines Meditierenden. Da fehlt nur noch die Palme und ein Cocktail in der Hand. Er hat es sich auf dem Drei-Luftkammern-Floss mit zahlreichen Decken bequem gemacht. Seine Konstruktion ist sicher das Ergebnis von vielen Tests. Vielleicht hat er sich das sogar patentieren lassen: Medi-Air-painless, entspannt meditieren ohne Schmerzen!

Ich habe Glück und komme in der Stunde ganz gut über die Runden. Erst, als ich schon Goenkas Stimme höre, muss ich mich ein bisschen bewegen. Ich merke also einen gewissen Trainingseffekt. Wie sich später herausstellen sollte, war das aber ein Trugschluss.

Wir machen eine kleine Pause und vertreten uns die Beine. Ich schaue mich nach Speedy Gonzales um, kann ihn aber nicht entdecken. Ist er vielleicht nach dem Zusammenbruch gestern abgereist? Ist überhaupt schon jemand abgereist? Ich schaue mich nochmal intensiver um, vermisse aber sonst keinen Teilnehmer. Immerhin wird ein Abbruch ja auch nicht am Schwarzen Brett ausgehängt. Sonja, die mich ja überhaupt auf die Idee gebracht hat, hier zehn Tage zu verbringen, erzählte von zwei Abbrechern damals. Das ist noch eine überschaubare Anzahl. Wenn hier regelmäßig die Hälfte der Leute gehen würden, würde ich mir Gedanken machen. Aber bei zwei bis drei Abbrechern pro Kurs ist das ja eher eine Ausnahme.

Man weiß als neuer Schüler auch kaum, ob man mit den strengen Regeln überhaupt klar kommt. Das weiß man erst, wenn man mitten drin ist. Ich hatte noch zu keinem Zeitpunkt das Gefühl, gehen zu wollen. Und wir sind jetzt fast mit der ersten Hälfte des Kurses fertig. Ich wage mal zu behaupten, dass da auch keine größere Komplikation auf mich zukommt. Es sei denn, Jochen würde jetzt anfangen zu schnarchen und ich keinen Schlaf finden. Dann könnte die Tötungsregelung hier für mich noch zur Herausforderung werden.

Speedy Gonzales kommt gerade aus der Wohnbaracke. Ich bin erleichtert. Er schaut sich kurz um und startet wieder durch. Seine auffällig hohe Geschwindigkeit hat sich nicht verringert. Er zieht Richtung Wald ab. In einem Comic würde sich jetzt eine Staubwolke hinter ihm bilden und in der Sprechblase ein „zoschhhh" stehen.

Wie komme ich nur auf solche Gedanken? Mein Hirn greift auf alles zurück, was sich in den letzten 50 Jahren angesammelt hat. Mich wundert nur, dass ich kaum träume. In dieser Atmosphäre müsste doch eigentlich eine Art intellektueller Aderlass stattfinden. Alles muss raus. Wie eine

Sprudelflasche, die man öffnet und der Druck entweicht. Unser Hirn scheint auf der einen Seite nicht sonderlich gefordert zu werden. Alltagsprozesse sind auf die wesentlichen Routinen wie Duschen, Essen, Keramikabteilung und Spazierengehen reduziert. Andererseits werden wir durch die Meditation ganz schön gefordert. Auch wenn man unter Meditation zunächst mal Entspannung versteht, ist es dennoch ein hochkonzentrierter Prozess, der anstrengend sein kann.

Mittagessen. Die Mahlzeiten werden mittlerweile zu Leuchttürmen des Tagesablaufes. Fehlt nur noch die Stechuhr, dann würden wir wahrscheinlich auch in die Versuchung kommen, uns im Speisesaal mit „Mahlzeit" zu begrüßen.

Unterm Strich ist das Essen gut. Ich bin noch nie hungrig aus dem Speisesaal gegangen und habe trotzdem das Gefühl abgenommen zu haben. Vegetarische Vollwertkost. Das macht über längere Zeit satt ohne anzusetzen. Mein Körper scheint sich erfolgreich umgestellt zu haben. Gesundheitlich geht es mir gut. Ich fühle mich hellwach und leicht.
Zu meinem Alltag gehörte auch regelmäßiger Alkoholgenuss. Nicht viel, aber regelmäßig und in besonderen Situationen. Hier denke ich zwar manchmal daran, aber das Glas Wein oder die Flasche Bier fehlen mir nicht wirklich.

Während ich den Nudelauflauf an einem warmen Fensterplatz geniesse, fühle ich mich plötzlich sauwohl. Eigentlich habe ich alles, was ich brauche. Mir fehlt jetzt, in diesem Moment, nichts. Wie wundervoll. Ich schliesse die Augen und spüre die Sonne, die durch die Glasscheibe auf meine Haut trifft und denke:

„Danke!“ Bei wem auch immer ich mich jetzt bedankt habe.

„Danke!“

Bis zur nächsten Meditation wollte ich mich eigentlich auf meinen Lieblingsplatz setzen, aber der ist besetzt. Ich komme zu spät. Vor zwei Tagen hätte ich dazu eventuell noch einen spitzen Gedanken gehabt und mir den Kollegen mental vorgenommen. Jetzt gehe ich einfach vorbei und entscheide mich, ein paar Runden zu laufen. Mir kommt Jochen auf der Geraden zum Wald entgegen. Ich versuche aus der Entfernung sein Gesicht auszumachen. Er ist unrasiert und scheint tief in seinen Gedanken verstrickt. Ich wende den Blick ab, damit er nicht das Gefühl bekommt, ich würde ihn beobachten. Hoffentlich geht es ihm gut.

Komme ich vielleicht auch noch ins Grübeln? Einen Lagerkoller vielleicht? Fange ich dann auch an zu joggen? Ausschliessen kann man das nicht. Wer weiss, welche Dämonen da in einem schlummern. Aber bis jetzt ist alles friedlich.

Ich bleibe an einem Stück Moos stehen. Was für ein wunderschönes Stück Moos. So ein wunderbares Grün. Ich fühle mit nackten Füßen und geniesse das kühle Kitzeln. Herrlich. Ob mir das auch ohne Vipassana so aufgefallen wäre? Ausschliessen würde ich auch das nicht. Ich geniesse Naturerlebnisse sehr. Auf einem Berg zu stehen, oder mit einem

Segelboot in den Sonnenuntergang zu fahren - einfach wunderbar. Hier nehme ich mit einem Stück saftigem Moos vorlieb. Nachdem einige der Vipassana-Freunde schweigend an mir vorbeigegangen sind, setze ich mich auch wieder in Bewegung. Wahrscheinlich haben alle gedacht, ich hätte jetzt auch einen Knacks weg, wie ich da so mit meinem nackten Fuß debil grinsend das Moos streichle. Egal. Mir hat es Spaß gemacht. Sollte mir sowieso nicht so viele Gedanken darüber machen, was andere von mir denken. Oh, schon wieder eine Erkenntnis?

Um 13:00 Uhr bin ich erneut bei der Gruppenmeditation in der Halle dabei, obwohl man auch auf dem Zimmer meditieren dürfte. Aber einmal am Tag auf dem Zimmer reicht. Ich brauche zur Zeit noch die Gruppe und Goenka.

Der Auftrag ist weiterhin klar. Sucht die „sensations" und beobachtet. Einzige Erweiterung nun: wir brauchen, wenn wir an den Fußsohlen sind, nicht mehr zurück zum Scheitel zu springen. Wir können uns langsam wieder zurück arbeiten. Somit entsteht eine fliessende Bewegung vom Kopf zu den Füßen und von da wieder zurück zum Kopf und dann wieder zu den Füßen. Ich sehe mich vor meinem geistigen Auge auf einem offenen Kopierer liegen, dessen Lichtstrahl immer hin und her wandert. Links-rechts, rechts-links.

Ich gleite die nächste Stunde wieder über meinen Körper und suche. Aber die Konzentration will mir diesmal nicht so gut gelingen. Ich bemerke immer wieder, wie ich nicht mehr genau sagen kann, ob ich noch auf dem Weg bin, oder nicht. Es kommt vor, dass ich Areale auslasse und plötzlich z.B. von der rechten Hand zur linken Schulter springe. Ich versuche, mich nicht darüber zu ärgern, sondern auch das so anzunehmen, wie es ist. Aber irgendwie habe ich dennoch das Gefühl, dem Auftrag nicht gerecht zu werden, also etwas falsch zu machen und deshalb auch nicht das Ergebnis zu bekommen, das damit verbunden sein sollte. Unter dem Strich bleibt dann:

„Ich kann es nicht."

Um 14:30 Uhr ist wieder „entschiedenes Sitzen" angesagt. Meditationsmikado, quasi. Wer sich bewegt, hat verloren. Ich werde wieder ehrgeizig. Diesmal schaffe ich es! Zumindest will ich es länger schaffen, mich nicht zu bewegen. Obwohl ich diesen Zwang für grenzwertig halte, scheint es doch zu helfen. Ich zwinge mich, mehr auszuhalten und sehe auch, dass es geht. Aber es ist brutal, eine Stunde regungslos einfach nur zu sitzen und in voller Konzentration seinen Körper zu scannen. Der Showdown zwischen Schmerz und Gleichmut kommt auf jeden Fall und bis jetzt siegt immer der Schmerz. Auch diesmal. Nach einer halben Stunden bewege ich mich das erste mal. Nur einen Millimeter, aber das ist wie ein Dammbruch. Jetzt glaubt der Körper, er könnte weitere Forderungen stellen:

„Na, dann strecke doch auch das andere Bein mal ein bisschen! Mach den Rücken gerade! Zieh den Fuß etwas an!" Ich beginne zu kämpfen und versuche meine Bewegungen trotzdem auf ein Minimum zu reduzieren. Linderung gibt es jeweils nur für wenige Minuten.

In der Halle wird es wieder unruhiger. Ich kann es hören und fühlen. Das Kollektiv leidet. Wann ist die Stunde zu Ende? Ich höre ein leises, kaum wahrnehmbares Klicken vorne auf dem Podium. Dann die Stimme von Goenka - tief und warm. Endspurt. Jetzt noch ca. zehn Minuten. Ich halte durch und werde vom Gong erlöst. Langsam öffne ich die Augen und schaue mich um. Alle strecken sich noch an ihrem Platz - wie Katzen, die gerade aufgewacht sind.

Ich ziehe mir meine Brille und Uhr wieder an, drehe mich um und schau Mr. Teakwondo hinter mir direkt in die Augen. Er ist sitzen geblieben, hat aber sein Beine lang ausgestreckt. Er wirkt irgendwie klein, wie er da so sitzt. Fast schon zerbrechlich. Die Meditation scheint ihn auch angestrengt zu haben. In unserem erneuten kurzen Blickkontakt steckt viel drin:

„Willst du mir was sagen? War es für Dich auch so anstrengend? Was soll das hier? Wer bist du denn?“ Ich kann mich nicht entscheiden, irgendwie zu reagieren und gehe einfach raus an die frische Luft.

15:30 Uhr - Jede Meditation ist anders und man kann nicht planen, eine gute Meditation zu haben. Man kann versuchen, sich gut darauf vorzubereiten, aber bereits am Anfang kann so viel passieren, dass man die nächsten sechzig Minuten versuchen muss, wieder in die Balance zu kommen.

Vielleicht ist Meditieren mit Tauchen zu vergleichen. Man bereitet sich auf den Tauchgang vor, zieht sich die Weste an, die Flossen und die Brille. Die Flasche auf dem Rücken muss gut sitzen und bis man von Bord springt, gibt es viel zu beachten. Ist man dann im Wasser und taucht ab, gilt es, den Druckausgleich ruhig und regelmäßig zu machen. Wenn alles perfekt läuft, schwebt man eine Stunde schwerelos durch Korallenriffe und alles ist gut. Sitzt aber die Flasche zu nah am Kopf, dann stösst man sich dauernd daran. Hat man die Weste zu fest angelegt, muss man sie unter Wasser umständlich wieder lockern. Sind die Flossen zu eng, hat man die ganze Zeit Schmerzen. Hat man zu viel Blei dabei, zieht es einen dauernd nach unten. Hat man zu wenig Blei dabei, bleibt man knapp unter der Oberfläche. Atmet man zu schnell, ist die Flasche bereits nach einer halben Stunde leer, usw.. Und während man mit all dem Kram beschäftigt ist, sieht man nichts von der wunderbaren Unterwasserwelt. Am Ende des Tauchganges ist man dann frustriert und will nur noch Schnorcheln.

Teepause - manche der Teilnehmer setzen sich mit ihrer Obstschale raus in die Sonne. Ich bin mir nicht sicher, ob das erlaubt ist und bleibe im Speisesaal.
Ob das erlaubt ist? Wie spießig bin ich denn? Wenn die da draußen sitzen dürfen, dann ich ja wohl auch. Bevor ich mir weitere Gedanken dazu machen kann, habe ich meine Banane mit Rübenkraut aber schon aufgegessen.

Mein Lieblingsplatz ist wieder frei. Noch eine halbe Stunde und dann zur letzten Meditation des Tages. Habe eigentlich keine Lust. Ist der erste Reiz schon vorbei? Oder nur ein kleiner Durchhänger? Ich schliesse die Augen und hole tief Luft. Ganz ruhig bleiben. Es ist alles in Ordnung.

Am Ende war die 18:00 Uhr Meditation gar nicht so übel. Wieder war „entschiedenes Sitzen“ Pflicht. Ich habe mich trotzdem leicht und entspannt gefühlt und alles zugelassen. Gut zu wissen, dass es auch anders gehen kann. Aber eine Garantie, dass es immer so geht, ist es nicht.

Zum abendlichen Video-Vortrag, dem „Dharma-Talk“, bin ich schon mal vorgegangen und warte vor dem kleinen Haus mit zwei anderen Teilnehmern auf Bruce Springsteen, unseren Filmvorführer. Die Sonne geht hier schön unter, man kann sie noch eine Weile beobachten, wie sie warmes Licht in das kleine Tal gießt. Ein weiterer Tag ist fast zu Ende. Bin gespannt, ob mich Goenka etwas aufmuntern kann.

Vortrag S.N. Goenka, Tag fünf

Wir haben es uns wieder gemütlich gemacht. Jeder hat sich seine Matte an die Wand gezogen und mit diversen Kissen und Decken eine Sitzburg gebaut. Bruce Springsteen zappt durch die Ordner und klickt die Datei für den fünften Tag an.

Goenka erscheint und mein erster Reflex: der Mann ist schlecht gelaunt. Er wirft einen schweigenden Blick in die Runde. Ganz langsam von links nach rechts. Kein Lächeln. Eher ein: Mir-ist-da-was-zu-Ohren-gekommen - Gesicht. Aber alles nur Projektion. Mit den ersten Worten ist er wieder ganz der Alte:

„The fifth Day is over, you have five more left to work!“ Er hustet feucht.

Die meisten Schüler seien am fünften Tag etwas verwirrt, so Goenka weiter. So hätten sie sich das Konzept der Meditation nicht vorgestellt. Sehr wahr, denke ich mir, ich hätte es mir auch anders vorgestellt. Irgendwie "meditativer" - entspannender. Aber selbst Buddha soll verschiedenste Meditationstechniken ausprobiert haben, bevor er sich unter den Baum gesetzt und Vipassana praktiziert hat.

Jetzt würde man anfangen, seine eigenen Erfahrungen mit der Technik zu machen und realisieren, was da eigentlich passiert, erklärt Goenka. Wir sollten der Vipassana-Meditation eine faire Chance geben. Aus seiner Erfahrung würden die meisten Schüler ab dem fünften Tag sehr ernsthaft arbeiten. Wir sollten auch realisieren, dass es sich bei dieser

Meditationstechnik um kein religiöses Ritual handelt. Buddha hatte nie die Absicht, eine Religion zu gründen. Er war auf der Suche nach der Ursache von Leid und hat sie angeblich durch die Vipassana-Meditation gefunden.

Goenka weißt wieder deutlich darauf hin, dass man selber die Erfahrungen machen muss und einem keiner diesen Weg abnehmen kann.

„Es gibt keinen, der dir die Tür aufmachen kann, dass musst du schon selbst tun!“ meint Goenka.

Ich merke, wie angenehm mir dieser Gedanke ist, auch wenn ich dadurch in die persönliche Pflicht genommen werde. Wie viel einfacher erscheint es, einen vorgefertigten Weg zu übernehmen, der einem gepredigt wird. Egal, ob im Christentum, Islam oder in einer andere Religion - es gibt ein allmächtiges Wesen, von dessen Gnade man letztendlich abhängig ist. Nicht so im Buddhismus - da bist du dein eigener Chef und deshalb auch selbst für dein Schicksal verantwortlich.

„Glauben heisst, nicht wissen!“.

So gesehen möchte der Buddhismus, dass jeder Einzelne die Wahrheit persönlich erfährt und zum Wissenden wird.

Wir sollen nicht auf der Oberfläche des Verstandes bleiben. Da kann man viel verstehen, aber es letztendlich nicht begreifen. Die „body sensations“ sind dabei der Schlüssel zur Erkenntnis und haben eine besondere Bedeutung. Sie sind dauernd da, egal, ob man sie empfinden kann, oder nicht.

Und wir reagieren ständig, immerzu und ohne Unterbrechung auf diese Empfindungen. Ein ständiges „mag ich“ oder „mag ich nicht“. Daraus entsteht dann unser Leid. Die einzige Möglichkeit, aus diesen permanenten Reaktionen auszubrechen, ist, sie neutral, sprich mit Gleichmut zu betrachten - „Just observe!“.

„Lerne, dein Unglück einfach nur als dein Unglück zu betrachten,“ meint Goenka und lächelt. Er nimmt unsere anstrengenden Meditationen als Beispiel: nach einer halben Stunde beginnt der Schmerz, der immer stärker wird. Dann wird der Schmerz zur Folter. Man ist überzeugt, dass der Lehrer eingeschlafen ist oder vergessen hat, zu läuten. Dann hört man den Gesang von Goenka und freut sich riesig, weil jetzt nur noch wenige Minuten durchzustehen sind. Aber diese Minuten ziehen sich bis ins Unendliche. Aus Minuten werden gefühlte Stunden. Wie wahr!

Im Hintergrund des Videos lachen alle herzhaft, weil sie sich erkannt fühlen. Auch in unserer kleinen Gruppe wird gelacht. Wie angenehm und verbindend.

„Lerne, dein Unglück einfach als Unglück zu beobachten“, wiederholt Goenka lächelnd. Dabei werden seine Augen zu schmalen Schlitzen. Man solle nicht auf den Schmerz reagieren, sondern ihn einfach annehmen und sogar geniessen. Das halte ich jetzt für etwas viel verlangt, aber sei es drum. Seid umschlungen, ihr multiplen Schmerzen.

Wenn ich also versuche, nicht mehr auf meinen Schmerz mit Aversion zu reagieren, sondern ihn nur als eine „sensation“ zu beobachten, fällt die mentale Ebene im Schmerz schon mal weg. Das ist die halbe Miete der Leidbefreiung.

Im Video hört man im Hintergrund eine digitale Armbanduhr piepsen. Das ist jetzt aber sicher einem in der Gruppe masslos peinlich. In meiner Phantasie stelle ich mir vor, wie Goenka völlig ausflippt und den Störenfried mit einer Beleidigungskanonade überzieht und ihn wutschnaubend aus dem Saal verweist. Dieser Gedanke ist aber so schnell weg, wie er gekommen ist. Die Uhr hört auf zu piepsen.

Wie kann ich so starke Schmerzen einfach nur beobachten? Goenka zeigt Verständnis. Das geht nicht von heute auf morgen. Es fängt damit an, dass man sich den Schmerz genauer anschaut. Wo fängt er eigentlich an? Wie groß ist das Areal, das schmerzt? Wie tief geht der Schmerz? Ist er überall gleich stark? Dann passieren vielleicht einige Momente, in denen ich es tatsächlich schaffe, den Schmerz nur zu beobachten. Einige, ganz kurze Momente. Daraus wird dann vielleicht eine Sekunde und später sogar eine Minute, in der ich es schaffe, meinen Schmerz mit Gleichmut und ohne Reaktion nur anzusehen. Dies ist eine der „noblen Wahrheiten" - „Just observe objektivly!"

Auch wenn sich Goenka öfter wiederholt, dadurch bekommt man immer wieder neue Perspektiven auf die eigentlich sehr simplen Grundlagen der Vipassana-Technik. Alles nur zu beobachten und nicht zu reagieren ist jetzt intellektuell verstanden. Wenn wir nicht mehr mit Aversion oder Sehnsucht auf einen Impuls in uns reagieren, erzeugen wir kein Leid mehr. Bei Aversion wollen wir etwas vermeiden, bei Sehnsucht etwas erreichen und bewahren, weil es so schön ist. Ähnlich wie Schmerz ist aber auch Sehnsucht gefährlich. Beispiel Goenka: Ich habe eine wunderbare Uhr und sie fällt mir runter und geht kaputt. Was für ein Unglück! Meine schöne Uhr ist kaputt gegangen. Ich bin sehr traurig. Die selbe Uhr, aber nicht meine, sondern die von einem Freund, fällt auch runter und ist kaputt. Ich empfinde kein Leid und bin nicht unglücklich. Aber es war doch die selbe Uhr und das selbe Missgeschick?

An meiner Uhr habe ich gehangen, es ist meine Uhr, sie gehört zu mir und wenn sie kaputt ist, leide ich. Die andere hat keine Bedeutung für mich. In solchen materiellen Anhaftungen steckt viel potenzielles Leid. Dann nämlich, wenn ich das Schöne, Gute oder Angenehme nicht halten kann. Da sind wir dann beim berühmten „Loslassen" und sich nicht abhängig Machen von Dingen. Somit gilt auch hier, einfach nur zu beobachten, was uns glücklich macht und es nicht festhalten zu wollen. Nur so kann der Teufelskreis des Leidens durchbrochen werden.

Neben den Anhaftungen an materiellen Dingen haben wir aber anscheinend auch Anhaftungen ans Ego, also an das, was wir glauben, zu sein. Sagt jemand etwas Schlechtes über uns oder kritisiert unsere Ansichten und Meinungen, dann kämpfen wir dagegen und verteidigen uns. Ähnlich wie beim körperlichen Schmerz ist uns der Zustand unerträglich und wir reagieren mit Aversion. Und ehe wir uns versehen sind wir wieder in der Leidensfalle.

Ich merke, wie ich mich innerlich dagegen sträube. Ich kann mich doch nicht einfach beleidigen lassen! Und wer mir was Schlechtes nachsagt, kriegt auch was Entsprechendes zurück. Aber so, wie ich das denke, bestätige ich eigentlich genau das, was Goenka meint. Wir hängen an unserem Ego und würden es gegen alle vermeintlichen Angriffe verteidigen. Weise ist das nicht.

Aber wir können auch nicht anders. Schon bei der Geburt betreten wir das sogenannte „Field of Dukkha“ - hier startet unsere Leidenstour. Schon mit dem Schrei nach Milch dokumentieren wir, was wir wollen, oder auch nicht wollen. Das Spiel kann beginnen. Im Versuch, Leid zu vermeiden und Zufriedenheit zu vermehren, oder zumindest zu erhalten, können wir nicht sehen, dass genau dadurch das Leid entsteht.

Goenka strapaziert dabei das Bild mit den Sonnenbrillen. Wir sehen die Welt nicht, wie sie wirklich ist, sondern wie unsere Ansichten sie uns sehen lassen wollen. Ist die Brille rot, sehen wir alles in Rot. Ist sie blau, sehen wir alles in Blau. Dagegen gibt es die Meditationstechnik Vipassana. Quasi die farbneutrale Gleitsichtbrille für ein klares Bewusstsein. Brille: Buddha!

Halten wir kurz fest: Im Körper entstehen dauernd und überall „sensations“ als Reaktion auf einen Impuls von aussen. Darauf reagieren wir ständig mit „hop“ oder „top“ - „mag ich“ oder „mag ich nicht“. Das wiederum löst so oder so Leid aus. Sankharas entstehen und meisseln sich in unser Karma. Solange wir die „sensations“ bewerten, bleiben wir in diesem Kreislauf und leiden.

Mir schwirrt der Kopf. Ich habe nicht das Gefühl, dauernd zu leiden. Okay - manchmal läuft es nicht so gut, aber dafür gibt es dann auch sehr schöne Momente der Freude. Aber darum scheint es nicht zu gehen. Hier geht es um die komplette Befreiung von Leid - hier geht es um Erleuchtung.

Genug für heute, denke ich mir und verfolge den Rest des Vortrages mit geschlossenen Augen und nachdenklichem Geist. Ganz schön grosse Herausforderung, die Dinge so zu sehen, wie sie wirklich sind. Das macht man nicht mal einfach so.

„Auch ein langer Marsch fängt mit einem ersten Schritt an", tröstet Goenka. Aber hat das nicht Mao gesagt? Egal, weil richtig. Und dass ich hier bin, ist dieser erste Schritt. Ob ich den Weg aber konsequent weiter gehen kann, weiss ich nicht. Muss ich jetzt auch noch nicht wissen. Bin mal gerade zwei Tage mit Vipassana vertraut. Und es liegen noch fünf Tage intensiver Meditationen vor mir.

Ich merke, wie die Anfangseuphorie einer gewissen Skepsis weicht. Die Idee von Vipassana finde ich einleuchtend und interessant - aber könnte ich das leben?

Leicht irritiert verlasse ich mit den anderen am Ende des Vortrages das kleine Häuschen. Wir gehen im Gänsemarsch durch die einsetzende Dunkelheit und versammeln uns vor der grossen Meditationhalle. Kurz danach sitze ich wieder im Schneidersitz und mit meinen verknoteten Gedanken in der Abschlussmeditation des Tages. Ich schaffe eine halbwegs konzentrierte Tour vom Kopf bis zu den Fußsohlen.

Dann verliere ich den Faden und will nur noch ins Bett. Krise? Nein, eigentlich nicht. Es war nur sehr viel heute. Und die Vorstellung, dass ich in einer grossen Illusion lebe und die Dinge anders sind, als ich sie sehe, verwirrt mich. Tag fünf - ein Wendepunkt?

Sechster Tag
Zombies drehen ihre Runden

Heute soll ja ein weiterer kritischer Tag sein. Insofern bleibe ich zunächst vorsichtig liegen und höre dem Gong nach, der mich um Punkt 4:00 Uhr aus einem Traum reisst - einem erotischen Traum. Bis jetzt hat mir das freiwillige Zölibat nichts ausgemacht. In Ermangelung optischer Reize ist mein Lustempfinden sowieso nicht stark ausgeprägt. Aber in dem Traum wäre ich gerne noch ein paar Minuten geblieben. überhaupt: Hier würde ja sowieso nur Selbstbefriedigung in Frage kommen - aber wo? Unter der Dusche? Zu auffällig. Auf dem Zimmer? Zu riskant! Außerdem sollen wir darauf verzichten, um uns besser auf die "sensations" konzentrieren zu können. Ehrlich gesagt, würde ich jetzt für eine Mega-Sensation gerne auf die vielen kleinen "sensations" verzichten. Das sage ich jetzt, nach diesem erotischen Traum. Mal sehen, wie es mir gleich auf der Meditationsmatte geht. Ich springe aus dem Bett und suche schnell die Dusche auf, um einen klaren Kopf zu bekommen.

Es dämmert um diese Uhrzeit, der Tag kündigt sich an. Unsere dunklen Silhouetten bewegen sich langsam auf den Eingang der Meditationshalle zu. Im Halbdunklen wirken wir wie Zombies.

Nach etwas Gedrängel am Eingang mache ich es mir auf meiner Matte bequem. Irgendwie hänge ich emotional zwischen aufkommender Routine, sprich Langeweile, und weiterer Herausforderung. Da sind noch 5 Tage, die ich durchhalten muss. Aber wieso durchhalten? Ich hatte ja noch keine Grenzerfahrungen wie z.B. Speedy Gonzales. Vielleicht verstecke ich mich auch hinter der Attitüde des Beobachters, der mit dem eigentlichen Prozess hier nichts zu tun haben will. Ich nehme mir vor, mich mehr auf mich zu konzentrieren.

Mit dem Gedanken starte ich die erste Meditation des Tages. Ich beobachte die körperlichen Mikroempfindungen von Kopf bis Fuß, statte meinen Schmerz-Epizentren am Rücken und im rechten Bein regelmäßige Besuche ab und bin froh, dass Mr. Teakwondo hinter mir gerade keine Herausforderung darstellt. Goenkas indischer Sprechgesang kündigt nach 50 Minuten das nahe Ende der Morgenmeditation an. Ich konzentriere mich noch einmal besonders intensiv und habe ein paar kleine Momente der kompletten Balance zwischen Aversion und Sehnsucht. So fühlt sich wohl das Jetzt an, denke ich und bin auch schon wieder raus. Das Jetzt ist so flüchtig. Erinnert mich an den Spruch, der in Berlin am ehemaligen Kulturzentrum Tacheles steht: How long is now? Gute Frage. Sehr gute Frage.

Der Morgentau quietscht in meinen Flip-Flops. In der kurzen Pause drehe ich eine entspannte Runde. Wie schnell der Schmerz wieder weg ist, wenn man aufgestanden ist. Anicca - es wandelt sich dauernd alles. Nach Regen folgt Sonnenschein. Der Volksmund steht den östlichen Philosophien anscheinend in nichts nach. Ich muss grinsen. Meiner

Großmutter hätte ich mit Buddha nicht kommen brauchen. Die hätte in ihrer Lebensweisheit viele Dinge auch so schon gewusst. Nur anders formuliert.

Zum Frühstück esse ich nur ein kleines Müsli und eine Banane. Auch hier scheint sich Entspannung einzustellen. In den ersten Tagen habe ich noch das Essen als Ersatzbefriedigung missbraucht. Mein Körper dankt es mir anscheinend. Ich fühle mich etwas schlanker. Die gesunde Ernährung scheint auch den Allgemeinzustand positiv zu beeinflussen und damit auch wieder die Qualität der Meditationen. Alles ist mit Allem verbunden und wirkt aufeinander ein.

Wir haben Glück mit dem Wetter. Bei Regen würden wir die Pausen auf den Zimmern verbringen müssen. Ein Lagerkoller wäre dann wohl bei Vielen vorprogrammiert. So können wir immer wieder zwischen den Meditationen wie griechische Philosophen durchs Gelände wandeln und unseren Gedanken im wahrsten Sinne des Wortes nachgehen. Ich versuche bei diesen Spaziergängen nichts zu wollen. Keine Richtung, keine Geschwindigkeit, kein Ziel. Ich könnte auch einfach stehen bleiben. Aber irgendwie zieht es mich immer wieder in die Bewegung. Ich vermeide dabei, die Wege anderer zu kreuzen oder ihnen auf einem der schmalen Pfade zu begegnen. Den anderen scheint es aber auch so zu gehen und so verteilen wir uns im größtmöglichen Abstand auf dem Gelände.

Einige bleiben am Jägerzaun stehen und schauen in die sanfte Hügellandschaft des Vogtlandes. Das hat auch den

Vorteil, den Blicken anderer nicht ausweichen zu müssen und ihnen den Rücken kehren zu können. Andere, die wahrscheinlich schon öfter so eine Meditation mitgemacht haben, tragen Sweatshirts mit großen Kapuzen. Die wirkt dann wie Scheuklappen und garantieren noch mehr Privatsphäre.

Beim Mittagessen fällt mir auf, dass einige Teilnehmer ihr Outfit gewechselt haben. Wir haben Halbzeit - jetzt ist ein neues T-Shirt dran. Irgendwie wirken wir jetzt alle etwas bunter. Das Standardblau der ersten Tage weicht individuellen Moderichtungen. Der Samurai bleibt stilvoll in schwarz - passt aber prima zu ihm.

Ob heute wohl Teilnehmer das Handtuch geworfen haben? Als ich die Halle zur Nachmittagsmeditation betrete, wage ich einen Rundumblick in den Saal. Überall auf den Meditationsmatten liegen Decken, Kissen und andere Accessoires. Irgendeine Lücke mache ich nicht aus. Nachdem ich mich gesetzt habe und kurz darauf auch unsere Lehrerclique Einzug hält, werfe ich einen zweiten Blick in die Runde. Alle scheinen anwesend zu sein. Der schlimme sechste Tag, nur ein Mythos?

Goenkas Stimme transportiert 2500 Jahre alte indische Vokabeln bis an mein Ohr und überfordert meinen Verstand, der daraus irgendeine brauchbare Verbindung zu Worten in meinem Sprachzentrum herstellen will. Ich gebe mich einfach dem Klang hin und lasse mich in eine weitere Stunde Vipassana-Meditation fallen. Es wird still und die

Stille öffnet einen weiten, unbegrenzten Raum. Wo falle ich hin, wenn ich mich komplett loslasse? Ich hatte diese Erfahrung in einer meiner ersten Meditationen überhaupt. Ich war frisch in die Transzendentale Meditation eingeführt worden. Dabei bekommt man in einer persönlichen Zeremonie von seinem Lehrer ein Mantra. Das ist ein kleines Wort ohne Bedeutung und soll dir helfen, Dich zu konzentrieren und Deinen unruhigen Geist zu überwinden.

Völlig naiv habe ich das dann auch gemacht und immer mehr losgelassen. In der dritten Meditation fühlte es sich an, als ob ich immer mehr schrumpfen würde und in einem nicht näher definierten Universum zu einem Punkt werde, der sich dann auch noch auflöst.

Ich hatte das Gefühl, wenn ich jetzt noch weiter loslasse, höre ich auf zu existieren. Das hat mich dann doch etwas beunruhigt und ich bin sofort wieder in meine Gedanken gegangen. Somit bleibt für mich die Frage offen, was passiert, wenn man sich vollkommen loslässt. Erleuchtung? Tod? Oder ist Erleuchtung nicht Tod? Der Tod des Egos?

Den Rest des Tages verbringe ich mit meinen „sensations“. Ich finde immer mehr davon und auch Areale, die vorher unempfindlich waren und keine Signale sendeten, offenbaren ihre Geheimnisse. Ich bekomme langsam, ganz langsam, eine Vorstellung davon, dass wirklich ständig und überall eine Reaktion stattfindet. Und ich verstehe auch, dass man sich dafür in einen meditativen Zustand bringen muss, um das zu erfahren. Dafür sind die „sensations“ zu fein, als dass man sie auch im Alltag einfach mal so wahrnehmen könnte.

Oder vielleicht doch? Zumindest kann man sich dementsprechend sensibilisieren. Ich glaube, Goenka will uns hier zu „sensation"-Spezialisten machen. Freue mich jetzt schon auf seinen Vortrag heute Abend.

Da sitzen wir also wieder im kleinen Fernsehraum und haben es uns gemütlich gemacht. Auch wenn es kein intellektuelles Entertainment sein soll, genieße ich immer mehr diese Stunde voller Erkenntnis und Unterhaltung. Goenka hat einen feinen Humor, den er viel zu selten durchblitzen lässt. Aber noch mehr beeindruckt mich sein messerscharfer Verstand. Ganz ohne Manuskript entwickelt er über eine Stunde lang die kompliziertesten Zusammenhänge und erklärt sie so, dass auch Laien sie verstehen können.

Vortrag S.N. Goenka, Tag sechs

Der Kameramann hat sich diesmal wieder für eine Halbtotale entschieden. Goenka wirft einen prüfenden Blick in die Runde, lächelt dann aber wieder liebevoll-entspannt. Seine Augenlider werden zu kleinen Schlitzen, er schwitzt. Ich vermute, dass er die Vorträge in Indien gehalten hat, fragen kann ich ja keinen.

Goenka erinnert uns nochmal daran, was er am Anfang gesagt hat: der zweite und sechste Tag würden die schwierigsten sein. Gerade der sechste Tag. Goenka macht einen imaginären Schüler nach, der nur über sein Leid klagt. Das Leben sei so schrecklich, voller Leid. Immer nur Leid. Das Publikum im Hintergrund lacht leise. Dann erzählt er eine ähnliche Parabel wie die vom Glas, das halb voll, bzw. halb leer ist - hier nur mit Öl. Die Pointe ist aber eine andere. Wir sollen die Dinge weder pessimistisch, noch optimistisch betrachten, sondern so, wie sie wirklich sind. Also auch nichts beschönigen. Hinsehen und versuchen, die Wahrheit so zu erkennen, wie sie wirklich ist. Goenka betont nochmal, dass es nicht darum geht, die Wahrheit eines anderen, auch wenn er Buddha heisst, zu übernehmen. Man muss die Wahrheit schon selbst erkennen.

Am heutigen Abend entfaltet Goenka schon fast kabarettistische Züge. Um uns die Gefahr der Sehnsucht nach materiellen Dingen näher zu bringen, simuliert er einen Menschen, der zunächst nur Sehnsucht nach einem Haus hat. Als er es dann schließlich hat, braucht er neue Möbel, danach ein neues Auto, immer noch nicht zufrieden, will er ein Flugzeug, dann einen Helikopter und so weiter. Das steigert sich dann bis zum Raumschiff. Spätestens da wird im Hintergrund lauthals gelacht - Goenka schmunzelt. Es geht nicht um die Objekte selbst, die man haben möchte. Es geht um die „sensations“, die mit dem Befriedigen von Sehnsucht ausgelöst werden. Die möchte man gerne haben.

Deshalb kann Sehnsucht auch nie befriedigt werden und erzeugt Leid. Und wieder weißt er darauf hin, dass nur das reine Beobachten uns aus dem Leid befreien kann. Wir sollen uns vorstellen, dass das Leben ein großer, breiter Fluss ist und wir sitzen auf einer Parkbank und schauen einfach nur auf diesen Fluss.

Dann geht er gezielt auf die „sensations“ ein. Sie alle haben die Charakteristika einer der vier universellen Grundelement Erde, Feuer, Wasser und Luft. Kribbelt es unter der Nase, ist das Luftelement mit von der Partie. Spürst du kleine Temperaturschwankungen, liegt es am Feuerelement. Wasser ist für alles Fließende und Formgebende zuständig, während das Erdelement bei Druck und Gewicht ins Spiel kommt. Ausserdem sind die „sensations“ von deinem mentalen Zustand oder den körperlichen Stimmungen abhängig. Hast du schlecht gegessen, z.B. zu scharf, oder bist wütend über irgendetwas, dann entstehen „sensations“, die dem Feuerelement zuzuordnen sind. Wie der alte Diät-Spruch: du bist, was du isst!

Und noch etwas: je mehr du auf die „sensations“ reagierst, um so mehr sankharas, also Anhaftungen, generierst du -

und das ist gar nicht gut. Idealerweise reagierst du überhaupt nicht auf diese körperlichen Mikroimpulse und kannst damit sogar alte sankharas abbauen. Meditieren unterstützt diesen Prozess, denn in der Meditation versuche ich ja, nur zu beobachten und loszulassen.

Dann geht Goenka konkret auf unsere jetzige Situation ein, z.B. das allgegenwärtige Thema Schmerz in der Meditation.

„Ich sage dauernd zu meinem Schmerz, dass er vergänglich ist und gehen soll, aber er versteht mich nicht," zitiert er ironisch ehemalige Kursteilnehmer. Sehr witzig. Ich sage meinem Schmerz im Rücken auch andauernd, dass ich ihn sehe und akzeptiere. Er geht trotzdem nicht.

Was beeinträchtigt zusätzlich noch unsere Meditationsarbeit? Z.B. Müdigkeit. Dann sollte man stärker atmen und eventuell sogar die Meditation abbrechen, denn wir wollen ja im wachen Zustand und bei vollem Bewusstsein unsere Erfahrungen machen. Umgekehrt ist ein zu aufgeregter Geist auch nicht in der Lage zu meditieren. Auch hier die Empfehlung abzubrechen und sich erstmal zu beruhigen.
Sich über seine Meditationserfahrungen auszutauschen, kann den Erfolg auch behindern. Deshalb sollen wir ja auch schweigen.

„Hast du irgendwelche „sensations" gespürt? Ah ja? Ein ganz starkes Kribbeln? Merkwürdig...ich hab nichts gespürt. Da muss was falsch laufen mit mir....", simuliert Goenka mögliche Gespräche zwischen Kursteilnehmern und grinst dabei liebevoll. Solche Gespräche irritieren nur und fördern nicht die eigene Erfahrung. Im Gegenteil. Sie nähren zusätzlich noch den Zweifel an der Technik, so dass die Meditation ihre Wirkung nicht voll entfalten kann. Dabei ist das reine Beobachten der körperlichen Impulse aus Goenkas Sicht die universellste Meditationsmethode überhaupt. Sie ist frei von religiösen Dogmen und letztendlich nur die Wiederentdeckung eines Naturgesetzes - nämlich von Ursache und Wirkung an der Schnittstelle von Körper und Geist.

Dann könnte noch der Zweifel am Lehrer ein Meditationshemmnis sein:

„Ich habe hier einen großen Guru erwartet, aber: das soll ein Guru sein? Der hat ja noch nicht mal lange Haare? Und keinen Bart! Auch keine Holzkette mit Bild um den Hals. Nein, das kann kein Guru sein. Der fragt mich doch wirklich, wie es mir geht, dabei müsste er das als Guru doch wissen. Nein, da habe ich kein Vertrauen....". Goenka läuft zur Höchstform auf. Sein Auditorium lacht herzhaft - die Stimmung scheint locker. Ich lache mit, vor allem bei der kleinen Spitze gegen Osho, dem indischen Guru aus den 80er Jahren. Nein, so sieht er wirklich nicht aus, eher wie Jabba aus „Krieg der Sterne", so wie er da im Schneidersitz auf seinem Podest thront. Seine Haare sitzen wieder akkurat und sein Scheitel scheint mit dem Lineal gezogen. Das beige Oberhemd sieht frisch gebügelt aus. Einen Guru aus Indien stellt man sich anders vor.

Hat man nun diese Zweifel an der Meditationstechnik Vipassana für sich ausgeräumt, kann man daran arbeiten, für immer und ewig sein Leid zu überwinden, wie Buddha es vor 2500 Jahren gemacht hat - so die Verheissung.

Dafür muss man nicht zum Mönch werden. Zwischen den Zeilen lässt Goenka durchblicken, dass es, wenn man nur für sich selbst zu sorgen hat, einfacher ist, den Weg zur Erleuchtung zu beschreiten. Hat man auch Verantwortung für andere, wird es komplizierter.

Mich beruhigt ja schon mal, dass ich nicht ins Kloster gehen muss, wenn ich vom Weg der Erleuchtung überzeugt bin. Also zumindest jetzt noch nicht. Wenn ich mir hier seit sechs Tagen die Simulation von Kloster ansehe, ist die Vorstellung, nur so zu leben, nicht reizvoll. Um es gelinde auszudrücken. Da lockt dann doch zu sehr Wein, Weib und Gesang. Wobei ich schon verstehe, dass genau das diese Anhaftungen sind, die meinem Ego das Leiden bringen. Kurzfristig bekomme ich etwas Sorge, mich von meinem alten Leben trennen zu müssen, sollte mich Vipassana nachhaltig überzeugen. Autsch!

Goenka scheint diese Bedenken zu kennen. Ein erfolgreicher Geschäftsmann und trotzdem von Vipassana überzeugt zu sein, schliesse sich nicht aus. Wenn man allerdings seinen Erfolg nur dafür verwendet, um sein Ego aufzupusten, dann erzeugt man genau das, was man mit Vipassana vermeiden möchte - neue sankharas, neue Anhaftungen, die immer wieder Leid erzeugen werden. Also kontraproduktiv. Nutzt man allerdings sein Geld und seine Macht dafür, es anderen gut gehen zu lassen und hält man an seinen Besitztümern nicht fest, so lernt man, loszulassen und ist weiterhin auf dem „Edlen Pfad“ zur Erleuchtung. Andere Menschen auf diesem Weg zu unterstützen, ist die beste Möglichkeit, sein Karma aufzupolieren. Das muss ja nicht gleich so großzügig sein, wie in der Geschichte über einen indischen Milliardär vor 2500 Jahren, der für Buddha in der größten Stadt Indiens ein Grundstück für ein Meditationszentrum kaufen wollte. Der Besitzer, ein Prinz, wollte nicht verkaufen und schraubte den Preis in unerreichbare Höhen. Der Käufer solle den gesamten Boden des Grundstückes mit Gold bedecken - dann könne er da das Zentrum bauen lassen. Der Milliardär gab sein ganzes Vermögen dafür aus, nur, damit andere Menschen dort in der Vipassana-Meditation unterrichtet werden konnten.

Ob das dann auch wirklich belegt ist, sagt Goenka nicht, aber hier geht es ja auch eher um das Bild, dass Reichtümer, wenn sie nur dem eigenen Ego nutzen, nur Leid erzeugen können. Erst im Loslassen kann die Befreiung und damit Leidfreiheit geschehen. Vielleicht sollte man das mal den Aldi-Brüdern stecken. Ok - das war jetzt unsachlich, schoss mir an der Stelle aber einfach mal so durch den Kopf.

Goenka scheint es zu lieben, Geschichten zu erzählen. Noch etwas zum Thema loslassen: eine Frau sehnte sich sehr nach einem Kind, wurde aber erst spät glückliche Mutter. Nach zwei Jahre starb das Kind plötzlich. Für die Mutter ein Schock. Sie wollte es nicht wahr haben und obwohl ihr alle sagten, dass das Kind tot sei, trug sie es weiter mit sich herum und bat alle, ihr doch bitte zu helfen. Man schickte sie zu guter Letzt zu Buddha. Sie legte ihm das

Kind zu Füßen und bat ihn, es wieder aufzuwecken.

„Das kann ich gerne tun", soll Buddha gesagt haben, „dafür musst du aber in der Stadt Mohnsamen sammeln und mir bringen, damit ich dir helfen kann."

Die Frau wollte begeistert loslaufen, aber Buddha ergänzte, dass sie nur aus den Häusern Samen einsammeln darf, in denen noch keine Toten zu beklagen waren. Voller Eifer lief sie los und war überglücklich, dass ihr geholfen wurde. Sie lief von Haus zu Haus, um die Samen einzusammeln, aber egal, wohin sie kam, in jeder Familie waren Menschen gestorben. Erst da wurde ihr klar, dass der Tod schon immer auch zum Leben gehört hat und sie konnte loslassen.

Das Grundprinzip des Leidens, z.B. hier, nicht loslassen und die Dinge so sehen zu können, wie sie wirklich sind, ist universell, so Goenka. Universell und über alle Leben hinweg immer wieder gleich.

Er beendet seinen Vortrag wie immer mit der Aufforderung, weiterhin hart zu arbeiten um wahren Frieden, wahre Harmonie und wahres Glück zu geniessen. Der Kameramann zoomt dabei nochmal ruckartig auf Goenka, der mit erhobener rechter Hand die Schlusssätze singt.

Die Vorträge werden immer differenzierter, immer feiner. Wie die Meditation selbst. Mir schwirrt mal wieder der Kopf, und eigentlich will ich nur ins Bett. Genieße noch kurz die Sterne, die sich nun deutlich vom dunklen Abendhimmel absetzen und schlappe in der Karawane der Sinnsuchenden Richtung Baracke. Ich bin sehr froh, dass es keine

Diskussion über den Vortrag gibt, wie sonst bei solchen Veranstaltungen üblich. Da würden sich dann sowieso nur Ego-Avartare produzieren. So kann ich das einfach aufnehmen, mit meinen Vorstellungen vergleichen und sacken lassen. Mein Ego wird sich schon eine Meinung dazu bilden.

Der sechste Tag ist überstanden, einen Abbruch kann ich mir für mich nicht mehr vorstellen. Die Karten liegen auf dem Tisch. Das Prinzip von Vipassana ist soweit verstanden. Jetzt gilt es zu üben und die Technik zu etablieren.
Ich nehme mir vor, morgen ein Gespräch mit dem Trainer zu buchen. Mal sehen, ob ich überhaupt noch sprechen kann.

Siebter Tag: Privataudience

Gong! Gong! Gong! Ja, lieber Konrad, ja. Danke fürs Wecken! Ich fühle in mich hinein. Mein Bauch ist flacher geworden - prima. Nicht freuen, nur beobachten. Oh Mann, kaum aufgewacht, schon mittendrin. Aber so soll es ja auch sein. Immer am Ball bleiben.

Nach der Morgentoilette entscheide ich eine neue Hose anzuziehen. Hab ich auch aus dem Yogaladen, in dem ich das Vanillekipferl, sprich Meditationskissen, gekauft habe. In der Hose sehe ich allerdings wie ein Mitarbeiter der BSR aus, unserem städtischen Müllunternehmen in Berlin. Komisch, im Laden sah die Hose noch halbwegs normal aus. Jetzt hat sie in diesem kontrastarmen Umfeld etwas von einem Warndreieck. Auf dem Weg zur Meditationshalle scheinen das alle anderen auch so zu sehen. Kommt mir zumindest so vor.

In der Hose meditiert es sich genau so, wie in der alten - unterschiedlich. Heute morgen gelingt es mir nur sehr schwer, die Konzentration zu halten. Alles lenkt mich ab.

Topthema ist diesmal mein Rücken. Ich entscheide, mir das mal ganz genau anzusehen. Als ich also langsam den Rücken runter gehe und links von der Wirbelsäule zum Schmerzzentrum abbiege, versuche ich genau zu spüren, wo der Schmerz anfängt. Fängt er an den Rändern sofort an, also in voller Intensität, oder wird er praktisch eingeblendet und steigert sich dann Richtung Zentrum? Ist der Schmerz selber eher brennend, also wie eine Lavasuppe, oder drückend, wie eine Stahlpresse? Pulsiert der Schmerz oder bewegt er sich? Ist er immer da oder kann er sich auch kurzfristig verstecken oder zumindest abschwächen? Wenn man sich mal intensiv und differenziert mit dem Schmerz beschäftigt, fallen einem noch ganz andere Aggregatzustände ein.

Ich betrachte und analysiere und ich akzeptiere natürlich den schei... Schmerz, der mich von der Meditation ablenkt. Aber wieso ablenkt? Es ist doch genau das: schaue es dir an. Eigentlich kann ich doch froh sein, dass ich da etwas spüre. Das ist dann wie ein Gesellenstück - versuche, den heftigen Schmerz mit Gleichmut zu betrachten und wisse, dass er - anicca sei Dank - nicht ewig da sein wird. Also lasse ich den Schmerz Schmerz sein und wandere weiter durch meinen Körper, bis mich der Gong erlöst. Das war heute morgen kein Highlight - aber nimm es so und gut ist. Jaja.

Meine Hose wäre wahrscheinlich das Tagesgespräch, wenn sie denn alle reden könnten. Aber jeder einzelne wird sich seine Gedanken gemacht haben, spätestens, als ich zum Frühstück erscheine. Ich trage es mit Fassung und mache mir kurz danach schon keine Gedanken mehr. Würde ich nochmal Vipassana machen, würde ich meine Garderobe natürlich anpassen.

Aber würde ich überhaupt noch einmal Vipassana machen wollen? Zur Zeit kann ich mir das nicht vorstellen, obwohl ich mich jetzt nicht unwohl fühle. Aber ist es wie die Besteigung des Kilimandscharo: hätte ich vorher gewusst, was auf mich zukommt, hätte ich es nicht gemacht. Jetzt, wo ich weiß, wie anstrengend das ist, muss ich es nicht noch mal haben.

Das spannendste an meinem Frühstück ist, dass ich die Teesorte wechsle. Heute muss es der Yogi-Tee sein. Wie passend.

Da wir ja jetzt alle in die grundlegende Technik von Vipassana eingewiesen sind, geht es in erster Linie darum, Erfahrung zu sammeln. Unser Lehrer holt uns wieder regelmäßig nach vorne zu seinem Podest, um abzufragen, ob wir was spüren und mit den „sensations" umgehen können. Kann ich. Trotzdem werde ich heute auch die Gelegenheit nutzen, mit dem Lehrer ein Einzelgespräch zu führen.

Nach dem Mittagessen gehe ich zu dem Haus, in dem auch die Videovorträge stattfinden. Da muss man wieder in Sichtweite des Frauenbereiches, was nochmal ein zusätzlicher Reiz ist. Ein flüchtiger Blick über die trennende Heck zeigt mir, dass die Damen dort, wie bei uns, ruhig ihre Bahnen ziehen und ihren Gedanken nachgehen.

Ich muss mich für das persönliche Gespräch mit dem Lehrer hinten anstellen. Es sind noch zwei vor mir dran. Konrad organisiert den Einlass, jeder hat nur 5 Minuten. Ich warte und geniesse die Sonne. Dann bin ich dran. Konrad führt mich durch den kleinen Flur in den Fernsehraum. Auf einem Podest sitzt Adi Loo im Lotussitz, ähnlich wie Goenka bei seinen Vorträgen. Ich soll mich zu seinen Füßen setzen.

„Bewusstsein fliesst von oben nach unten“, hab ich mal gehört. Somit akzeptiere ich, dass wir uns nicht auf Augenhöhe begegnen und setze mich im Schneidersitz vor ihn hin. Er lächelt mich freundlich an, hat auf einer Liste meinen Namen nachgelesen und fragt mich, was ich für eine Frage hätte.

„Mir fällt es schwer, die Konzentration über einen ganzen Zyklus von Kopf bis Fuß zu halten,“ erkläre ich ihm, „unterwegs werde ich immer von meinen Gedanken abgelenkt, merke das dann und fange dann wieder am Kopf an. Bis zu den Füßen komme ich kaum.“

Nach sieben Tagen zum ersten mal wieder zu sprechen ist schon merkwürdig. Die ersten Worte sind kratzig. Ich klinge wie ein alter Mann. Dann nehmen die Stimmbänder etwas Schwung auf und kurz danach kann ich meine Stimme wieder identifizieren.

„Ob ich denn die „sensations“ spüren könnte,“ will mein Lehrer aus seiner erhabenen Position von mir wissen.

Klar. Das ist für mich kein Problem. Es kribbelt, schmerzt, pulsiert und drückt. Er scheint zufrieden und erklärt mir in einem nicht identifizierbaren Slang, dass das mit der Zeit einfacher wird. Ich soll immer wieder vom Kopf beginnen oder einfach an der Stelle weiter machen, an der ich die Konzentration verloren habe. Wichtig wäre, auch Stellen zu beobachten, an der anscheinend keine „sensations“ stattfinden, um noch ein feineres Gefühl dafür zu bekommen. Ein kleines Silberglöckchen hinter mir wird durch den Türspalt gehalten. Konrad weißt damit auf das Ende unserer Sitzung hin. Leise kann er also auch. Adi Loo spricht gelassen weiter und zwei Minuten später bin ich dann raus. Ich habe gesprochen!

In der verbleibenden Mittagspause drehe ich noch ein paar Runden und finde mich für die nächste Meditation schon frühzeitig vor der Baracke ein.

Die nächste Stunde ist wieder „entschiedenes Sitzen“ angesagt - ich bin ehrgeizig unterwegs und nehme mir vor, mich wirklich nicht zu bewegen. Vielleicht ist ja wirklich hinter dem Schmerz die Erlösung. Ich muss es nur aushalten - aushalten - aushalten. Nach dreißig Minuten halte ich es nicht mehr aus. Kleine Korrekturen führen wieder zu größeren Verwerfungen, die letzten fünfzehn Minuten sind Kampf, begleitet von den urindischen Sprechgesängen von Goenka.

Kein Platz für andere Gedanken als Schmerz. Hier-und-Jetzt-Schmerz. Ich versuche, die Salbe des Gleichmuts aufzutragen und spüre eine dezente Linderung. Der Schmerz in Rücken und Knie bleibt, wenn auch schwächer.

Der Gong erlöst uns, und ich stehe langsam - gaaanz langsam auf. Der Weg nach draußen führt an den Teilnehmern vorbei, die bei der Meditation auf Stühlen sitzen dürfen.

„Weicheier,“ denke ich und erschrecke. „

Was sind denn das für Kriterien, die ich hier anlege? Geht es noch? Kümmer dich mal um dich selbst, da hast du genug zu tun! „

Anscheinend bin ich ein bisschen neidisch. Bei dem Gedanken muss ich über mich selbst lachen. Das ist noch ein langer Weg zur Erleuchtung. In diesem Leben schaffst du das nicht, soviel ist schon mal klar.

Die frische Luft tut gut. Ich setze mich auf eine Bank und lasse meine Kollegen langsam an mir vorbei ziehen. Um meinen Rücken zu entlasten, lege ich mich sogar kurz hin und schließe meine Augen. Jetzt nur nicht einschlafen.
Mir kommt die Geschichte von Sonja in den Sinn. Als sie hier war, hat wohl ein Teilnehmer angefangen einen kleinen Smiley in den Sand zu zeichnen. Jeder, der daran vorbei kam, hat etwas hinzugefügt, so dass sich bald ein kleines Kunstwerk entwickelte. Eines Morgens hat ein Assistenztrainer dann das Kunstwerk einfach zerstört und ausradiert. Sonja hat nachgefragt, warum man denn so drastisch darauf reagiert hätte und der Trainer hätte einfach nur gesagt: „It`s gone! Anicca!". Nichts ist beständig. Tolle Lektion - auch wenn sie dem einen oder anderen bestimmt weh getan hat. So lernt man loslassen.

Wenn man nichts will, kommt wohl alles zu dir. Die letzte Meditation des Tages wird wider Erwartend harmonisch. Ich finde eine angenehme Sitzposition, tauche langsam, aber kontinuierlich ab, lasse den Saal mit seinen Geräuschen hinter mir und begebe mich direkt auf die Suche nach kleinen quirligen „sensations". Ich werde sofort fündig. Auf meinem Kopf ist viel los, Stirn, Augen, Lippen schließen sich an und ich schaffe es sogar, mal bis in den Beckenbereich vorzudringen - ganz vorsichtig natürlich. Man will ja keine schlafenden „sensations" wecken.

Auch wenn zum Schluss durch die Dauerbelastung Rücken und Knie verstimmt sind, war diese Meditation sehr rund und ausgeglichen. Ob ich auch irgendwann mal wie Konrad eine Stunde einbetoniert sitzen kann?

„Das ist doch eine gute Übung, wenn man mit Billigfliegern längere Strecken fliegen will," geht es mir durch den Kopf.

„Ein bisschen mehr Ernsthaftigkeit," ist die prompte Antwort im inneren Dialog. Ich werte das mal als gutes Zeichen, dass ich den Humor noch nicht verloren habe. Eine gewisse Distanz, selbst zu solchen faszinierenden Ideen wie Vipassana, ist ja auch ok.

Langsam dämmert es. Ich begebe mich zum Treffpunkt, und gemeinsam ziehen wir im Gänsemarsch zum allabendlichen Vortrag.

Gibt es irgendwo Popcorn?

Vortrag S.N. Goenka, Tag sieben

Seine Augen sind geschlossen. Zunächst denkt man, er schläft noch. Goenka hebt langsam die dicken Lider und brummt:

„Der siebte Tag ist vorbei, du hast noch weitere drei Tage."

„Eigentlich sind es nur noch zwei Tage ernsthafte Arbeit", so Goenka weiter. Am zehnten Tag werden wir nach der 8:00 Uhr Meditation noch eine andere Meditationstechnik lernen und danach „die Mauer des Schweigens" einreissen. Mauerfall klingt gut und noch eine Extra-Meditation hört sich ebenfalls interessant an.

Die „Edle Stille" weicht dann einem „Edlen Schnattern," amüsiert sich Goenka. Er weiss aus langjähriger Erfahrung, dass am Ende des zehnten Tages nicht mehr ernsthaft meditiert werden kann. Und er sollte Recht behalten.

Der zehnte Tag sei aber auch eine Art Schock-Puffer, denn danach gehen wir zurück in unseren Alltag. Mir wird erst jetzt bewusst, dass es ja schon bald vorbei ist, und wir uns eigentlich jetzt schon darauf vorbereiten müssen, wieder „ausgewildert" zu werden. Da ist so ein fließender Übergang sicher sinnvoll. Wenn ich mir vorstelle, hier in den Zug zu steigen und ein paar Stunden später am Alexanderplatz in Berlin ausgespuckt zu werden, löst das nicht gerade euphorische Gefühle aus.

Goenka geht sich mit einem großen Waschlappen durchs Gesicht.

„Kontinuierliche Meditation ist das Geheimnis der Vipassana-Technik." Wir sollen nicht nur in der eigentlichen Meditation auf die „sensations" achten, sondern immer und überall. Die Vergegenwärtigung der Atmung und der „sensations" sollen unser ständiger Begleiter im Alltag werden.

Sei dir also bewusst, wenn du gehst, dass du gehst; sei dir bewusst, wenn du sitzt, dass du sitzt; was du siehst, was du hörst, usw.. Also ständige Wachheit.

Ganz schön anstrengend, würde ich mal sagen und für mich Normalsterblichen ein unerreichbarer Zustand - ständige Aufmerksamkeit für das, was gerade ist.

Goenka rülpst leicht und beruhigt uns. Man muss nicht immer alles wahrnehmen, zunächst reicht es mal, dass man die Beine wahrnimmt, wenn man läuft oder den Mund, wenn man isst.

Auch vor dem Schlafengehen sollte man sich seiner selbst, bis man eingeschlafen ist, auf der körperlichen Ebene komplett bewusst sein. „

„Sei dir bewusst, wenn du auf der linken Seite liegst und wenn du dich umdrehst, dann sei dir bewusst, dass du jetzt auf der anderen Seite liegst."

Und wahrscheinlich sollte man sich dann auch ganz bewusst sein, wenn man Sex hat. Das hat er zwar nicht gesagt, in der Konsequenz müsste das dann aber auch so sein. Ob aber ganz bewusster Sex gut ist? Ich merke, wie ich abschweife und konzentriere mich wieder auf den Vortrag - ganz bewusst.

Eigentlich gibt es nur drei Bewusstseinszustände, so Goenka. Wach sein, schlafen und träumen. Yogis kennen noch einen vierten Zustand - das vollständige wach sein. Deshalb auch die Formulierung „Der „Erwachte“ - wir Normalsterblichen schlafen alle, auch wenn wir wach sind. Wer aber kontinuierlich immer alles wahrnimmt, ist „erwacht“ - man könnte auch sagen „erleuchtet“.

Buddha ist so einer - und mir wird klar: ich bin aber sowas von im Tiefschlaf. Das wird in diesem Leben nichts mehr. Aber es gibt Hoffnung: wir haben ja jetzt die Technik gelernt und könnten nun üben, immer und überall wach die „sensations“ und unsere Atmung wahrzunehmen.

„Viel Spaß“, ergänze ich schmunzelnd für mich.

„In diesem ganzen Prozess hast du fünf Freunde“, erläutert Goenka, nachdem der Kameramann einen ruckeligen Aufzieher endlich zum halbtotalen Ende gebracht hat.

„Aber sei vorsichtig, denn diese Freunde können auch zu Feinden werden!“

Da wäre zunächst die Hingabe. Wenn du voller Zweifel bist, ob die Technik überhaupt funktioniert, dann kann es nicht klappen. Du musst schon davon überzeugt sein und sie mit voller Hingabe praktizieren. Aber wenn es zur blinden Hingabe wird, kann es gefährlich werden. Zur Hingabe gehört deshalb auch Weisheit.

Goenka spricht gerne in Bildern: Die Hingabe sind unsere Füße, die Weisheit unsere Augen. Ohne die Füße können wir zwar weise sein und den Pfad sehen, aber nicht gehen. Und wenn wir blind sind, können wir zwar gehen, aber wissen nicht, wohin uns das führt. Da kann man sich dann auch schon mal auf dem falschen Weg befinden.

Blinde Hingabe mündet dann auch gerne mal im Personenkult.

„Goenka-Schule, Goenka-Stadion vielleicht sogar noch einen Goenka-Tanz", er deutet mit seinen Händen einen Tanzstil an, "das ist gefährliche blinde Hingabe."

Es geht bei der Hingabe nicht um die Person, sondern um die Qualität, die mit der Person verbunden ist. Beispiel Jesus Christus: er hat selbst bei seiner Kreuzigung noch liebevolle Gedanken für seine Peiniger.

„Herr, vergib ihnen, denn sie wissen nicht, was sie tun!"
Die Nicht-Wachen foltern Jesus und er hat trotzdem noch Verständnis. Dieser Qualität sollte man sich hingeben, da ist dann die Person selbst zweitrangig. Gib Dich dem Gedanken, der Idee hin, aber nicht der Person, die den Gedanken transportiert. Das klingt plausibel. Goenka will sich hier wohl auch deutlich von der Kritik abgrenzen, er würde einer Sekte vorstehen und ein Guru-Image pflegen. Bis jetzt merke ich davon nichts, bleibe aber wachsam. Hat er ja selbst gesagt.

Goenka zitiert singend aus den alten Schriften. Buddha selbst wollte keine Sekte oder Religion gründen. Er hat nur einen Weg zu einem leidfreien Leben aufgezeigt, den jeder Menschen gehen kann, denn auch er war ja nur ein normaler Mensch, kein Gott oder Heiliger. Buddha hat auch nicht den Anspruch erhoben der Einzige zu sein, der diesen Weg kennt. Er hat allen Buddhas der Vergangenheit, der Gegenwart und der Zukunft Respekt erwiesen. Also auch hier keine Hingabe zu einem Namen oder einer Person, sondern zu der Idee an sich.

Und Goenka geht noch einen Schritt weiter: ein erwachter oder erleuchteter Mensch kann dir den Weg auch nur zeigen, gehen musst du ihn selbst. Du musst die Erfahrung selbst machen und zu Deiner eigenen Wahrheit werden lassen. Dafür bekommst du aber auch direkt eine Belohnung, nicht erst im Jenseits.

Die Meditation verändert Dich bereits hier auf Erden und reduziert dein Leid, verspricht Goenka.

Wer die Vorteile von Vipassana für sich erkannt hat, will es auch weitergeben - auch das ist weise Hingabe.

Goenka begrüsst es, wenn man Geld spendet, damit andere Menschen auch Vipassana lernen können. Aber noch besser sei es, wenn du hier zehn Tage freiwillig hilfst. Diese Erfahrung verbessert noch zusätzlich Deine eigene Meditation. Das bezieht sich dann wohl auf den Küchendienst, oder die Aufgaben von Konrad. Bemerkenswert, denn neben der Meditation arbeitet das Team im Hintergrund noch fleissig - also eine zusätzliche Belastung, damit es uns gut geht. Wenn man bedenkt, dass diese zehn Tage komplett kostenlos sind, ich weder für Unterkunft, noch Verpflegung etwas bezahlen muss, dann ist das wirklich ein Geschenk. Gut - man erwartet von dir eine Spende, aber du kannst auch ohne zu Spenden nach Hause gehen. Aber dann hast du, glaube ich, nichts kapiert.

Zurück zum Vortrag: Goenka gibt einen letzten Hinweis zum ersten Freund, der Hingabe. Man darf die Meditationstechnik nicht als intellektuelles Spiel verstehen, man muss es erfahren, spüren, erleben und sich bewusst machen. Nur dann kann es funktionieren. An einer kontinuierlichen Meditation kommt man also nicht vorbei, wenn man auf dem Pfad der Erleuchtung wandeln will.

Einen weiteren Freund, neben der Hingabe, beschreibt Goenka wieder mit einem lustigen Bild. Während er erzählt, grinst er verschmitzt und seine Augen werden wieder zu dünnen Schlitzen.

Vier junge indische Männer machen in einer nicht näher beschriebenen sündigen Stadt eine nächtliche Sauftour. Es wird auch umfangreich gekifft und irgendwann kommen sie auf die Idee, mit einem Ruderboot auf einen See hinauszufahren. Sie rudern also die ganze Nacht und am frühen Morgen stellen sie fest, dass sie immer noch am Steg liegen. Sie hatten vergessen das Tau loszubinden.

„The robe of ignorance", kichert Goenka.

Im Saal wird herzhaft gelacht, aber auch schon vorher, bei dem Wort „Haschisch". Die Ignoranz, die Dinge nicht so sehen zu wollen, wie sie wirklich sind, lässt uns nicht vom Fleck kommen. Da können wir noch so viel an uns arbeiten und meditieren. Wenn wir nicht bereit sind, uns von dem zu lösen, was wir glauben wie die Welt aussieht, werden wir die Wahrheit hinter den Dingen nicht sehen können.

Der dritte Freund ist das Bewusstsein für den Moment. du kannst nur im Moment bewusst sein, nicht in der Vergangenheit oder in der Zukunft. Du kannst Dich an die Vergangenheit erinnern, aber Bewusstsein kannst du nur im

Hier und Jetzt entwickeln. Dabei ist Bewusstsein nicht mit Konzentration zu verwechseln, so wie bei einer Seiltänzerin. Sie konzentriert sich zwar auf den Moment, auf ihre Schritte und die Balance. Das ist aber nicht mit dem Bewusstsein gemeint wie es Buddha meint. Es geht hier um das Wahrnehmen Deiner „sensations" - diese also bewusst wahrzunehmen, bevor eine Aversion oder Sehnsucht entsteht. Bewusstsein ist nicht Konzentration über den Verstand, sondern die Wahrnehmung im Hier und Jetzt.

Hat ja keiner gesagt, dass es nicht kompliziert werden wird. Aber ich finde die Gedanken faszinierend. Ich spüre tief in mir, dass da so unfassbar viel Weisheit drin steckt, auch wenn ich das selbst nicht, oder noch nicht, vollständig wahrnehmen kann.

Auch für den letzten Freund, der einen auf dem Pfad der Erleuchtung begleitet, hat Goenka wieder eine Geschichte. Zwei Söhne erben nach dem Tod ihres Vaters das Vermögen und teilen es auf. Es bleibt zum Schluss eine Schatulle mit zwei Ringen übrig. Ein wertvoller, mit einem Diamanten besetzter Goldring und ein schlichter Silberring. Der ältere Bruder beansprucht den teuren Ring für sich, der jüngere Bruder gibt sich mit dem kleinen Ring zufrieden. Dann trennen sich die Wege der beiden. Der ältere Bruder ist immer damit beschäftigt, seine Reichtümer zu bewahren. Und immer, wenn die Jahreszeiten wechseln, wird er depressiv. Der jüngere Bruder hingegen findet in dem Silberring eine Inschrift:

„Alles ändert sich!"

Er führt ein sorgloses Leben und kann jede Jahreszeit so nehmen, wie sie ist. Er schaute immer wieder auf seinen Ring und weiß, dass nichts statisch ist, nichts so bleibt wie es gerade ist.

Bezogen auf die Vipassana-Meditation: wenn ich innerlich durch die Beobachtung der „sensations“ erfahre, dass sich alles immer wandelt, dann kann ich das auch im Aussen feststellen und akzeptieren - anicca. Und auch hier wieder: ich muss dass „erfahren“ - das ist kein gedanklicher Vorgang.

So - da haben wir dann alle Freunde zusammen, die uns bei dem mühsamen Weg zur Erleuchtung begleiten. Manche kennen wir schon, aber es ist nicht verkehrt, immer mal wieder darauf hinzuweisen. Neu ist, die Meditation nicht als isolierte Übung zu betrachten, sondern mit in sein Leben zu nehmen und den Erfahrungen auch im Alltag Raum zu geben.

Ich versuche es direkt umzusetzen und konzentriere mich beim Aufstehen auf alles, was mir so passiert. Zunächst knackt meine Hüfte, dann brauche ich etwas, bis ich meine Wirbelsäule wieder gerade bekomme. Ich versuche, „sensations“ wahrzunehmen, aber bei dem Gewusel mit Decken und Meditationskissen bin ich schnell wieder im Aussen. Immerhin gelingt es mir, den Weg zur Baracke bewusster zu gehen und mich auf fast jeden Schritt zu konzentrieren.

Die Fülle an Gedanken, die Goenka einem da jeden Abend präsentiert, regen aber meinen intellektuellen Ego-Denkapparat so an, dass ich schon auf dem Weg zum Zimmer vergessen habe, bewusst im Jetzt zu sein. Da ist noch viel Übung notwendig, denke ich mir.

Dann schlafe ich im Jetzt ein - kommt mir zumindest so vor. Kann man eigentlich einschlafen, wenn man bewusst im Jetzt ist?

Jochen schnarcht. Ja, ich bin im Jetzt und jetzt wird geschlafen.

Achter Tag: Die Reise ins Ich

Nun bin ich schon acht Tage hier und schweige. Wann habe ich das letzte mal acht Tage nichts gesagt? Ich habe noch nie acht Tage nichts gesagt. Noch nicht mal einen Tag habe ich nichts gesagt. Ich sage eigentlich immer was.

Hat es mich bis jetzt verändert? Kann ich eigentlich nicht sagen. Unter dieser „Schweigeglocke“ ist das auch schwer einzuschätzen. Es ist so viel innerer Raum hier, dass ich nirgendwo anecke, mich an nichts reiben kann, um zu überprüfen, wo meine Widerstände sind. Mr. Teakwondo vielleicht. Der spiegelt mir irgend etwas, was mich nervt. Ok, es ist schon besser geworden, aber er bleibt echt noch eine Herausforderung.

In der Morgenmeditation ist er zum Glück nicht da. Irgendwie fühlt sich das im Rücken freier an. Vielleicht ist er ja auch abgereist! Ich erlaube mir nicht, mich darüber zu freuen. Wie egozentriert! An diesem achten Tag ahne ich noch nicht, welche Wendung das Thema für mich noch bekommen soll.

Ich fühle mich hellwach, leicht, mittig, konzentriert und tauche tief in mich ab, auf der Suche nach der noch so kleinsten „sensation“, die ich mit meinem gleichgültigen, Verzeihung: gleichmütigen Blick neutralisiere.

Heute dürfen wir dann auch ins Innere des Körpers scannen. Unsere komplette physische Struktur ist ja potenziell „sensation“-anfällig.

Als alter Cineast erinnert mich das natürlich an „Die Reise ins Ich“, eine amerikanische Filmkomödie aus den 80ern. Ich nutze meine Erinnerungen als Vehikel, um mir meine innere Struktur vorzustellen. Das Ganze reichere ich noch mit Röntgenaufnahmen und anderen Visualisierungen an und schaffe mir so eine grobe Landkarte, auf der ich „sensations“ lokalisieren kann. Das ist zwar weniger erfolgreich als auf der Haut, die ja per se für solche zarten Empfindungen ausgelegt ist. Aber auch in mir gibt es diese Impulse. Der Schmerz in Knie und Rücken, z.B.. Gerade am Rücken geht der Schmerz auch in die tieferen Regionen und breitet sich da aus. Und das Ziehen am Knie hat ebenfalls einen Anfang und ein Ende im Körper, nicht nur auf der Oberfläche.

Es fasziniert mich, mich ganz komplex wahrzunehmen. Meine gesamte körperliche Struktur, jedes Molekül, jedes Atom. Natürlich kann man das nicht spüren, aber allein die Vorstellung davon erfüllt mich mit Licht. Anders kann ich das nicht beschreiben. Eine Art Flow entsteht, der leider viel zu schnell wieder vorbei ist.

Die Vormittagsmeditationen verlaufen gut. Ich quäle mich nicht mehr als sonst. Der Gong kommt meist früher als erwartet. Vor diesem Vipassana-Kurs habe ich nur unregelmäßig und dann auch nur ca. 20 Minuten täglich meditiert. Da ist das hier schon Marathon.

Das Mittagessen bleibt schlicht, aber schmackhaft. Es scheint, als ob der Speiseplan jetzt wiederholt wird. Den Gemüseauflauf gab es letzte Woche auch schon. Ich will mich überhaupt nicht beschweren - das Essen ist klasse und wir sind hier ja auch nicht in einem Hotel.

So langsam und konzentriert habe ich selten gegessen. Ich erlaube mir den Spass und verfolge mein Essen auf dem Weg durch meinen Körper. Ich stelle mir vor, wie es im Mund zerlegt und mit Speichel angerührt wird, dann geht es am Zäpfchen vorbei in die Speiseröhre. Solche Bilder kennt man ja aus dem Fernsehen. Dann ein kleiner Stau am Anfang des Magens und schwups, fällt das Gemüse in ein brodelndes Säurebad und zersetzt sich langsam. Den Rest stelle ich mir dann nicht mehr vor, bin ja beim Essen.

Heute gönne ich mir noch mal einen kleinen Mittagsschlaf auf dem Zimmer. Einfach mal lang hinlegen und den Rücken entspannen. Jochen ist auf die gleiche Idee gekommen und da liegen wir nun.

Ich habe die Phantasie, dass wir, wie wir da so liegen, irgendwie mental Kontakt miteinander aufnehmen. Während ich an ihn denke, denkt er bestimmt auch an mich. Vielleicht gibt es da eine Kommunikationsebene, von der wir nichts wissen. Wenn ich ihm jetzt darüber eine Nachricht schicken würde, ob er sie hören kann? Höre ich eine Nachricht von ihm? Nein - aber vielleicht hat er auch keine abgeschickt?

Ich frage mich, was diese Gedanken sollen. Dreh ich jetzt langsam am Rad? Ich nicke ein - die Antwort wird vom Schlaf geschluckt.

Wie lange ich geschlafen habe, weiss ich nicht. Ich werde vom lauten Zuschlagen der Tür geweckt. Ob Jochen mich so darauf aufmerksam machen wollte, dass es Zeit für die nächste Meditation ist? Oder kam es mir einfach nur so laut vor? Egal - zum Glück bin ich wach geworden, denn es ist Anwesenheitspflicht - die nächste Stunde ist wieder „entschiedenes Sitzen" angesagt.

Ich verharre wie schockgefroren auf meinen Meditationskissen und schaffe es tatsächlich, bis zum ersten Brummen von Goenka unbeweglich sitzen zu bleiben. Erst in den letzten zehn Minuten drücke ich den Rücken durch und entspanne kurz mein Knie. Tatsächlich gibt es etwas hinter dem Schmerz. Dadurch, dass ich es akzeptiert habe, mich nicht zu bewegen, habe ich mich damit nicht mehr beschäftigt und mich somit anscheinend auch von meinem Schmerz entkoppelt. Es war zumindest keine permanente Anstrengung mehr, sondern eher ein „von aussen Beobachten". Dadurch habe ich den Schmerz nicht mehr als meinen Schmerz wahrgenommen. Leider war das bei der nächsten Meditation wieder komplett anders.

Nach dem sogenannten Abendessen drehe ich noch ein paar Runden im Gelände. Vor zwei Tagen hatte ich einen kleinen Stein in die Rinde einer Tanne gesteckt. Auf Augenhöhe und eigentlich für alle gut sichtbar. Ich wollte ein kleines Zeichen setzen, ein Experiment wie damals bei der Geschichte von Sonja mit dem Gesicht. Nun bin ich gespannt, ob es darauf Reaktionen gab. Vielleicht ist jemand auf die Idee gekommen, einen Stein hinzuzufügen. Ein kleines Feedback auf einer ganz subtilen Ebene. Dann würde ich wieder einen Stein hinzufügen und er wieder und am Ende würde der ganze Stamm mit Steinen voll sein. Was für ein Blödsinn. Ich bin kreativ unterfordert, merke ich. Da kommt man dann auf solche Gedanken. Vielleicht ist das aber schon eine Form der Befreiung von alten sankharas und jetzt kommt der ganze Schnodder nach oben.

Der Stein in der Tanne steckt, keine weiteren Steine sind dazugekommen. Irgendwie bin ich enttäuscht. Ich muss über mich selbst und meine komischen Gedanken lachen. Ob die anderen ähnlich drauf sind? In zwei Tagen kann ich sie ja fragen. Zum ersten mal wird mir bewusst, dass die zehn Tage ja schon fast rum sind und wir schon bald das Schweigen brechen können. Ich schwanke bei dem Gedanken zwischen Freude und Angst. Was werden wir uns erzählen? Wie schnell werden wir wieder in eine Oberflächlichkeit abdriften und unwichtiges Zeug reden? Will ich das alles hören? Will ich das alles sagen? Ich gehöre bestimmt zu denen, die sofort lossprudeln werden. Da wird mir erstmal bewusst, wie viel verbalen Müll man so im Alltag deponiert. Es geht auch mit viel weniger Verpackung.

Bei der letzten Meditation für heute überlege ich kurz, ob ich mal einen dieser kleinen Holzschemel ausprobieren soll. Da setzt man sich drauf und legt die Beine darunter. Sieht eigentlich bequem aus, aber ich befürchte, dass da auch ein Haken ist. Die Kollegen, die sich dafür entschieden haben, stöhnen gegen Ende der Meditationen genauso heftig. Das Risiko, nach zehn Minuten bereits aufgeben zu müssen, ist mir zu gross. Ich bleibe bei meinem Meditationskissen, plus zwei Seitenstützen und der Decke. Der Rest muss mental ausgehalten werden. „sensations“ - ihr könnt kommen, ich werde Euch ignorieren.

Wir stehen in der Dämmerung wie an einer Bushaltestelle und warte darauf, dass Bruce Springsteen uns zum Kino abholt. Jetzt kommt der entspannte Teil. Bequeme Sitzhaltung und intellektueller Input. Ohne die Vorträge von Goenka würde die Vipassana-Technik für mich ziemlich in der Luft hängen. Die Kombination aus persönlicher Erfahrung und der überlieferten Theorie machen die zehn Tagen rund. Dass man sich danach noch tiefer informieren muss, ist klar. Ich habe das leider in der Vorbereitung versäumt. Aber vielleicht ist das ja auch gut so, denn dadurch bin ich sicher mit weniger Vorbehalten an die Sache herangegangen - naiv wie ich bin. Das macht vieles leichter.

Auf dem Bildschirm erscheint Goenka wieder mit geschlossenen Augen - psst, es geht los.

Vortrag S.N. Goenka, Tag acht

Nach dem „running-gag“, dass das nun der 8. Tag gewesen sei, wir jetzt ja nur noch zwei Tage hätten und eigentlich nur noch einen für wirklich ernsthafte Arbeit, macht Goenka nochmal deutlich: die zwei wichtigsten Aspekte der Technik sind Bewusstheit und Gleichmut. Dafür verwendet er mal wieder ein Bild. Er scheint wirklich ein sehr visueller Mensch zu sein. Die beiden Aspekte seien wie die Flügel eines Vogels: sie müssen gleich groß und gleich stark sein, damit der Vogel fliegen kann.

Mit „bewusst sein“ ist die Konzentration auf das, was ist, gemeint. Das wurde schon vor Buddha und auch nach Buddha gelehrt. Aber das ist nicht das, was Buddha meinte. Der kleine, aber feine Unterschied bei Buddha war wohl, dass man sich der „sensations“ bewusst sein soll. Immer und überall. Alle anderen Konzentrationen gingen nicht tief genug, nicht auf das „root level“. Also konzentriere dich nicht darauf, in der U-Bahn zu sitzen, sondern darauf, was für kleinste körperliche Reaktionen du in der Situation hast.

Und der zweite Flügel ist der Gleichmut.

„Reagiere nicht auf die äußeren Objekte, nicht auf die Form, den Geruch, die Farbe, usw.. Lass keine Aversion oder Sehnsucht aufkommen.“

Auch das war nicht neu zu Zeiten Buddhas, allerdings auch hier der „missing link“ - reagiere nicht auf die „sensations“, sonst gehst du nicht tief genug an den Ursprung von

Leid und Unglück. Um überhaupt diese kleinen feinen „sensations“ wahrnehmen zu können, seien wir langsam herangeführt worden. Zunächst nur die Nase, dann das kleine Areal darunter - das hatte den Zweck, uns so zu sensibilisieren, dass wir auch die feinsten „sensations“ im gesamten Körper wahrnehmen können. Je kleiner das Areal, auf das wir uns konzentrieren, um so schärfer die Wahrnehmung.

Und es ist wichtig, die „sensations“ überall zu spüren und keine Bereiche auszulassen, nur weil man vermutet, dass da sowieso nichts ist. Also immer schön suchen, dann wird man auch finden, denn du kannst das Entstehen von „sensations“ nicht beeinflussen. Sie kommen und gehen einfach, du kannst sie nur beobachten.

Diese „sensations“ entstehen genau an der Schnittstelle zwischen Geist und Materie. Da ist was feines Körperliches (Materie), das du gerade noch so wahrnehmen kannst (Geist). Wenn du dich auf diesem schmalen Grad befindest, kann es zu einem Flow kommen. Es fühlt sich wunderbar an und nach all den unangenehmen und schmerzlichen „sensations“ geniesst du dieses angenehme Gefühl. Aha - das scheint genau das zu sein, was mir vormittags in der Meditation passiert ist.

„Aber Vorsicht!,“ warnt Goenka,“entwickle keine Sehnsucht danach, sondern auch hier gilt: nur beobachten.“ Versuchst du, diesen Zustand immer wieder anzustreben, ist das kein Vipassana.

„Schade eigentlich,“ denke ich so bei mir, „wenn man nur

in diesem Flow leben könnte, wäre doch alles in Ordnung."

Falsch gedacht! Wenn du dann mal wieder unangenehme „sensations" spürst, glaubst du, Rückschritte gemacht zu haben. Du fängst an, mit den „sensations" zu spielen, strebst wieder an oder versuchst zu vermeiden. Aber genau da entstehen dann wieder Aversion und Sehnsucht. Und genau dann hast du nichts kapiert.

Alle „sensations" haben etwas gemeinsam: sie kommen und gehen. Was ja beruhigend ist. Aus meiner Sicht bleiben manche aber viel zu lange und andere sind viel zu kurz, aber ich bin ja auch Schüler und muss noch nicht perfekt sein.

„Unser tiefstes Bewusstsein ist ständig im Kontakt mit den „sensations", erklärt Goenka, „vierundzwanzig Stunden, selbst im Schlaf."

Und wenn wir nicht auf diese tiefste Ebene gehen, werden wir die Ursache unseres Leidens nicht erreichen.

„Dein Bewusstsein kann nicht geheilt werden, wenn dein Unterbewusstsein nicht geheilt wird."

Im Gegenteil - wir multiplizieren unser Leid noch zusätzlich dadurch, dass wir unsere Aversionen und Sehnsüchte fleissig füttern und uns dadurch weiter schicksalhaftes Leid aufladen. Erst wenn wir das System durchbrechen, können alte Verkrustungen abgebaut werden. Es soll wie eine Diät auf der körperlichen Ebene funktionieren: wenn ich nichts mehr esse, geht mein Körper an die alten Vorräte, sprich Fett, und verarbeitet es. Auf der mentalen Ebene: wenn ich mein Bewusstsein nicht mehr mit Aversion und Sehnsucht füttere, können alte sankharas abgebaut werden und ich kann mich befreien."

Also ist Vipassana so eine Art mentales Weightwatcher-Programm," denke ich schmunzelnd und erschrecke mich gleichzeitig über meine Respektlosigkeit gegenüber einer so tiefgreifenden Erkenntnis, die über 2.500 Jahre alt ist und die Welt verändert hat.

Mit seinem Verstand kann man das vielleicht alles nachvollziehen. Goenka beschreibt ja auch sehr bildhaft und einfach. Aber das ist dann auch wieder trügerisch. Goenka weist noch einmal ausdrücklich darauf hin, dass man es nicht einfach übernehmen soll, weil es Buddha gesagt hat und Millionen Menschen davon überzeugt sind.

Du musst es selbst erfahren und von der Wahrheit überzeugt sein, sonst ist es für Dich wertlos. Und das geht dann letztendlich nur durch Meditation. Es sei denn, dein Verstand ist so scharf, dass du auch ohne Meditation die „sensations" ausfindig machen und mit Gleichmut betrachten kannst. Das würde ich jetzt mal zumindest für mich ausschliessen.

Es folgt eine lange Geschichte von einem Naturwissenschaftler, der sich auch in Vipassana hat einführen lassen. Essenz der wirklich langen Geschichte: der Physiker hat sich das Grundprinzip von Vipassana so erklärt: um ein 100% reines Metallrohr zu erhalten, werden letzte Verunreinigungen dadurch aus dem Material gezogen, dass ein bereits zu 100% reiner Ring aus dem selben Material über das Rohr gezogen wird und dadurch die letzten fremden Moleküle herausgezogen werden. übertragen bedeutet das, dass die Meditation auch so ein Ring ist, der unsere Verunreinigungen aus unserem Unterbewusstsein zieht. Es gibt viele Beschreibungen zur Wirkungsweise von Vipassana. Jeder sucht sich da seine Analogien.

Goenka erzählt gerne Geschichten aus der Zeit, als Buddha noch lebte. Buddha war damals natürlich umstritten, denn er lehrte eine Methode, die weder Götter verehrte, noch Rituale brauchte. Das fanden die damaligen religiösen Würdenträger anscheinend bedrohlich. Nun wird berichtet, dass sie Buddha zu einer Diskussion herausfordern wollten. Doch ihnen fielen keine wirklichen Argumente gegen diese friedliche und undogmatische Lehre ein. Er lehre doch nur sila, samadhi und panna, also Tugendhaftigkeit, Achtsamkeit und Weisheit.

Dann sollen sie überlegt haben, wie sie Buddha denn sonst noch irgendwie lächerlich machen könnten. Er müsste in einen Skandal verwickelt sein. Und wie verwickelt man einen Mönch in einen Skandal? Das scheint damals wie heute zwei Möglichkeiten zu geben: Sex und/oder Geld. So sollen dann die Widersacher von Buddha eine Frau engagiert haben, die sich abends immer in seinem Ashram aufgehalten und morgens mit zerzausten Haaren von der tollen Nacht erzählte, die sie mit Buddha gehabt haben soll. Acht Monate später trat sie dann, mit einer Holzattrappe unter ihrem Kleid, bei einer öffentlichen Veranstaltung, bei der Buddha redete, auf und bezichtigte ihn, dass er sich nicht um seine schwangere Frau kümmern würde. Aber Buddha soll nur gelächelt und gesagt haben, dass sie und er die Wahrheit kennen würden. Sie sei dann so nervös geworden, dass die Holzattrappe unter dem Kleid herausrutschte. Soweit die Geschichte.

Goenka erzählt gern und man merkt, dass es ihm Spaß macht. Alle weiteren Geschichten zu Buddha laufen dann auf dasselbe Ergebnis hinaus: in der Gelassenheit und im Gleichmut gibt es kein Leid. Da löst sich alles von selbst. Und was ist mit uns Nicht-Erleuchteten? Uns bleibt zunächst nur die Arbeit, um vielleicht auch irgendwann vom Leid befreit durchs „final goal" zu gehen.

Jetzt stellen wir uns ja vor, dass wir als Erleuchtete nur noch antriebslos in der Ecke sitzen und alles mit uns passieren lassen. Das ist laut Goenka aber nicht der Fall, im Gegenteil. Es gäbe natürlich Situationen, in denen man stark und aktiv sein muss. Wenn z.B. ein kleines Kind auf ein Feuer oder auf eine Schlange zuläuft, steht man nicht teilnahmslos daneben und betrachte die herannahende Katastrophe mit Gleichmut. Nein, natürlich handelt man. Aber im Inneren ist man immer voller Liebe und Verständnis für das Kind.

Anderes Beispiel: du siehst, wie ein Stärkerer einen Schwächeren angreift und schlägt. Da stehst du nicht daneben und sagst, ich bin Vipassana-Anhänger, das geht mich nichts an. Du gehst voller Mitgefühl für das Opfer, aber auch für den Täter in die Situation. Goenka meint sogar, dass man mit dem Täter noch mehr Mitgefühl haben muss, da er so viel Negativität in sich trägt. Gut, Goenka ist wahrscheinlich noch nicht mit der Berliner U-Bahn gefahren. Aber ich verstehe, was er meint. Ein langer Weg, bis man dahin kommt, die Dinge so zu sehen.

Vipassana führt dazu, dass du weniger re-agierst und mehr agierst. Aber aus einer anderen inneren Haltung. Gleichmütiger und voller Liebe. So zumindest die Theorie. Das musst du erstmal verinnerlichen, erst dann kannst du auch anderen Menschen auf diesem Weg helfen.

„Wer sich selber nicht helfen kann, kann auch anderen nicht helfen," meint Goenka.

Es gibt vier verschiedene Typen von Menschen, zitiert er Buddha. Die einen gehen aus der Dunkelheit in die Dunkelheit, andere gehen aus dem Licht in die Dunkelheit, wieder andere gehen aus der Dunkelheit ins Licht und zuletzt gibt es noch die, die aus dem Licht weiter ins Licht gehen.

Der erste Typ sieht alles nur Negativ und säet damit schon eine dunkle Zukunft und kann nichts Positives finden. Dem zweiten Typus geht es oberflächlich betrachtet gut, nur bildet er sich darauf was ein und glaubt etwas Besseres als alle anderen zu sein. Er entwickelt dadurch ebenfalls für seine Zukunft so viel Negativität, dass es sich später rächen wird. Der dritte Typ kann sein Leiden und den Ursprung davon sehen und begibt sich auf den Weg, sich zu befreien. Er bewegt sich dadurch auf das Licht zu. Und der letzte Typ hat schon viel erreicht auf dem Pfad der Erkenntnis, ist aber weise genug, sich nicht auf seinen Lorbeeren auszuruhen und geht kontinuierlich weiter Richtung Erleuchtung.

Ich habe es ja nicht so mit den Typologisierungen von Menschen, das ist sicher viel differenzierter. Aber gut: wir wollen ja lernen und da muss man wahrscheinlich schon aus didaktischen Überlegungen vereinfachen. Ich bin wohl eher Typ 3 oder 4.

Fast wäre der Vortrag schon wieder vorbei, da fasziniert mich noch ein letzter Satz von Goenka, den er ganz am Anfang so ähnlich schon mal gesagt hat. Jetzt bekommt er eine noch viel grössere Bedeutung:

„We are the master of the present karma!"

Jetzt, in diesem Moment, entscheiden wir über unsere Zukunft. Und das ist Vipassana: kein neues Schicksal aufbauen, dadurch Altes abbauen und sich letztendlich befreien. Und das passiert alles JETZT!

Der Kameramann ruckelt bei diesem Satz wieder bedeutungsvoll an Goenka ran, um kurz danach in die Totale zu springen. Wir sehen wieder die indische Frau, die neben ihm sitzt und einen völlig teilnahmslosen Gesichtsausdruck hat. Ich lache innerlich herzhaft und gehe breit grinsend zurück zur Baracke.

Mittlerweile finde ich die kurze Abschlussmeditation richtig gut. Die Vorträge sind schon anstrengend, vor allem dadurch, dass sie in englischer Sprache gehalten werden. Ich verstehe zwar neunzig Prozent davon, aber es bleibt doch noch eine Transferleistung des Hirns, wenn man kein Nativespeaker ist. Hier kann ich jetzt nochmal zur Ruhe kommen und die Gedanken vorsortieren lassen. Der Rest passiert dann im Schlaf.

Kurz darauf knuddle ich meine viel zu harte Bettwurst zu einem halbwegs akzeptablen Kissen zusammen und fühle nochmal in mich hinein.

„Jetzt ist aber auch mal gut...", ist mein letzter wahrnehmbarer Gedanke.

Neunter Tag
Männer, die auf Raufaser starren!

Ich bin hellwach. Also von jetzt auf gleich wach. Kein langsames Wachwerden. Mein Bewusstsein ist sofort da. Herrlich. War schon lange nicht mehr so wach. Schon gar nicht um 4.00 Uhr morgens. Ich bin gleich nach Jochen im Bad. Er rasiert sich wieder, seine Krise - wenn er denn eine hatte - scheint überwunden. Wahrscheinlich hatte jeder hier einen Durchhänger. Bei mir war es der fünfte Tag. Jetzt ist es ja eigentlich überstanden. Kann mir nicht vorstellen, dass noch jemand abbricht. Zielgerade.

Ich habe es mir auf meinem Kissen für die erste Meditation bequem gemacht. Auf den Sitzkeil verzichte ich mittlerweile. Ist jetzt ohne wieder bequemer. Die beiden Kissen unter meinen Knien brauche ich aber immer noch. Ich hülle mich in die wärmende Decke, sortiere alles fein säuberlich um mich herum, Brille in die Schatulle, Uhr daneben, alles fein. Dann drücke ich mein Kreuz durch, lege die Hände ineinander in den Schoß, die Daumen wieder leicht aneinandergedrückt und zum Schluss senke ich den Blick etwas und schließe die Augen.

Ich bemerke, dass ich schon seit zwei Tagen nicht mehr auf unsere beiden Lehrer warte, sondern schon vorher in die Meditation gehe, mich zumindest schon ein bisschen sammle. Man muss mich also nicht mehr zum Jagen tragen. Auch wenn ich mir am Ende der Meditation wünsche, dass es schnell vorbei geht, steige ich immer wieder voller Neugierde ein. Es gibt immer wieder etwas zu entdecken. Heute schaffe ich es z.B., über den Schmerz im rechten Knie ins Schienbein und in die einzelnen Zehen zu kommen. Aber es ist wirklich nicht einfach, sich auf den kleinen Zeh zu konzentrieren, den man im Alltag sonst nicht spürt, erst, wenn man sich daran stösst. Dann aber richtig! Somit werte ich dieses Erlebnis als Fortschritt meiner Sensibilität, wohl wissend, dass das in einer Stunde auch wieder anders sein kann.

Hinter mir hustet Mr. Teakwondo. Da war doch noch ein Thema. Aber dem gebe ich jetzt keinen Raum. Es geht ja auch nicht darum, sich auf die Gefühle, die man hat, zu konzentrieren. Lediglich die körperlichen Reaktionen sollen beobachtet werden. Ich mag nicht so unausgeglichen sein.

„Lass ihn doch husten, andere husten hier auch und darüber regst du Dich nicht auf," sagt mein Alter-Ego. Immerhin der einzige Gesprächspartner, den ich hier habe. Komisch nur, dass er selten meiner Meinung ist.

Als ich aufstehe und mich umdrehe, habe ich erneut einen Blickkontakt mit der fleischgewordenen Herausforderung hinter mir. Ich registriere ein leichtes Lächeln beim ihm, was mich spontan dazu verleitet, einen Mikrozentimeter zurück zu lächeln. Irgendwie bricht in diesem Moment das Eis. Nicht, dass ich ihn jetzt sofort umarmen wollte, aber irgendwie fühle ich Erleichterung und Freude. Er will mir nichts, er ignoriert mich auch nicht, sondern nimmt mich wahr, lächelt mir - kaum merkbar natürlich - zu. Alles an Projektionen scheint sich in diesem Moment aufzulösen. Das kommt davon, wenn man so keine Anhaltspunkte zu jemanden hat und dann viel interpretiert, seinen eigenen Film fährt, ohne der Wahrheit, also das, was wirklich ist, auf den Grund zu gehen.

Ich freue mich darüber und hoffe auf Nachhaltigkeit. Vielleicht habe ich ja in zwei Tagen Zeit, mit ihm darüber zu reden. Oder auch nicht.

Beim Mittagessen muss ich leider wieder mit einem Platz an der Wand vorlieb nehmen. Bin zu spät gekommen und da bleiben dann nur noch die billigen Plätze. Ich schau auf Raufaser. Raufaser? Raufaser! Was man da nicht alles sehen kann. Der eine Bereich sieht aus, als wenn mehrere Leute um ein Lagerfeuer sitzen. Darüber scheint ein Mann mit einer Frau zu reden. Rechts davon spielen Kinder mit einem Hund. Links könnte eine Schafherde sein. Ich sehe auf Raufaser, aber ich sehe mehr als Raufaser. Ich sehe in diesem Moment nicht die Dinge, wie sie sind, sondern ich sehe, was ich gerne sehen möchte. Wir wollen immer etwas sehen, was nicht da ist. Wir wollen das sehen, was unser Weltbild bestätigt. Wir sehen das, was unser Ego uns zusammenbastelt. Raufaser ist doch langweilig, wenn sie nicht mit Phantasie angestrichen wird. Oder?

Ich vertreibe mir so die Zeit beim eher kargen Essen. Es gibt Rote Beete und ich mag keine Rote Beete. Dann also Salat und etwas Kartoffelgratin. Patrick Swayze hat heute Küchendienst und schaut etwas missmutig. Aber ohne

Mimik ist das schwer einzuschätzen, wie er sich fühlt. Wir haben ja unseren Gesichtsausdruck in den neun Tagen völlig auf Null gefahren. Nur mir scheint es wichtig zu sein, manchmal blöd zu grinsen. Höflichkeit? Einschleimen? Immer ein nettes Gesicht zum bösen Spiel machen? Ok - ich muss ja jetzt auch nicht alles auf einmal hinterfragen. Lieber beobachten, dann wird alles gut. Ich wasche mein Geschirr ab und setze mich auf meinen Lieblingsplastikstuhl. Immer zur gleichen Zeit kommt hier die Sonne rum. Wir begrüßen uns.

Wie regungslos kann Regungslosigkeit sein? „Entschiedenes Sitzen" - ich bewege mich keinen Millimeter. Selbst die Zunge drücke ich fest an meinen Gaumen. Die Augen schauen durch die geschlossenen Lider starr nach vorne. Nur der Brust- und Bauchbereich hebt und senkt sich im Rhythmus des Atems. Wie lange werde ich das aushalten? Für immer, wenn es sein soll! Diese eindeutige Entscheidung lässt keine Kompromisse zu. Ich frage nicht, ob ich das schaffe, ich weiß, dass ich das schaffe! Alles, was jetzt passiert, werde ich nur beobachten. Und wenn mir der Rücken bricht und die Knie abfallen. Ich glaube, das ist auch der Sinn der Übung. Beim „entschiedenen Sitzen" ist es wesentlich länger ruhig. Alle sind konzentrierter.

Die Erfahrung von anicca ist dadurch viel intensiver. Es gibt ein Licht am Ende des Tunnels und das ist nicht der Zug. Auch die längste Meditation hat mal ein Ende und es ist ertragbar, auch ohne etwas zu verändern. Es scheint sogar so, als ob ich mich von meinem Köper trennen kann. Er und sein Schmerz sind auf der einen Seite, ich bin auf der anderen und habe damit nichts zu tun. Ich bin der Spiegel, der sich sieht, aber keinen Schmerz empfindet.

Nach einer halben Stunde bekommt selbiger Spiegel langsam Risse und zerspringt dann völlig. Ich bin wieder im Schmerz. Aber diese Erfahrung zeigt mir, was möglich ist. Ich kann länger regungslos und damit voll konzentriert meditieren, als noch vor einer Woche. Als wir uns nur auf die Nase und das Areal darunter konzentriert haben, waren wir ja fast so unruhig wie im Kindergarten. Jetzt geht es bei allen anscheinend wesentlich besser.

Ich warte sehnsüchtig auf das erlösende, von Goenka gebrummte „Bhavatu sabba mangalam“ - das dann von einigen hier im Saal, ähnlich wie bei den Vorträgen, mit einem schlappen „saaaaaadu-saaaaadu-saaaaaadu“ beantwortet wird. Auch von Jochen neben mir. Ich weiß nie, wann man da mit einsteigen darf und spare mir das, um nicht an unpassender Stelle plötzlich „sadu“ zu rufen. Ich überlege mir sowieso grundsätzlich, ob man die indischen Vokabeln nicht übertragen kann auf die heutige Sprache. Muss das denn weiterhin in einer fremden und noch dazu 2500 Jahre alten Sprache reproduziert werden? Tradition hin oder her. Die ganzen indischen Begriffe kann ich mir eh nicht merken und manchmal habe ich das Gefühl, dass andere sie verwenden, um zu zeigen, wie intensiv sie sich damit auseinandergesetzt haben, was ja nun wieder sehr egozentriert wäre.

Jochen neben mir steht auf, faltet die Hände vor der Brust, erhebt sie zum Gesicht und verbeugt sich Richtung Lehrer, Lautsprecher oder Podest. Bei wem auch immer er sich da bedankt, es sieht liebevoll und warmherzig aus. Seine Bewegungen sind bedächtig, es scheint für ihn kein blankes Ritual zu sein. Schön. Ich überlege auch kurz, ob es jetzt nicht auch mal an der Zeit wäre, mich so zu bedanken, da ich aber keine Hintergründe kenne, würde das nur ein Nachäffen sein. Da bedanke ich mich lieber beim Universum, dass ich hier sein darf.

Beim Verlassen der Halle werfe ich erneut einen Blick in den Frauenbereich. Immer in der Angst, dass vielleicht dort auch jemand rüberschaut und wir uns dann bei etwas Verbotenem ertappen und vielleicht sogar rot werden würden. Nach den neun Tagen muss ich ehrlich sagen, dass ich sehr froh bin, dass hier die Geschlechter getrennt werden. Das würde eine komplett andere Atmosphäre erzeugen, wenn nicht Jochen sondern die vollbusige Josefine neben mir sitzen würde. Eine Konzentration auf die feinsten „sensations" wäre zumindest zeitweise von Sehnsüchten und Anhaftungen überschattet.

„Das ist schon gut so, wie es ist," denke ich beim Hinausgehen. Mit einem tiefen Atemzug inhaliere ich die Aussenwelt und begebe ich mich direkt in den Wald, um meine Kreise zu ziehen. Irgendwie freue ich mich jetzt auch langsam auf zu Hause.

Bruce Springsteen kommt heute nicht. Wir traben schon mal zur „Fernsehstation" und warten. Fünfzehn Minuten zu spät erscheint er dann doch noch. Entschuldigen kann er oder will er sich nicht - anicca, daran hänge ich mich jetzt nun wirklich nicht mehr auf. Er nimmt den Schlüssel vom Fensterbrett und öffnet die Tür zum Fernsehraum. Na, das hätten wir auch noch hingekriegt. Dann würden wir jetzt zumindest schon mal auf den Matten sitzen. Egal.

In der - Achtung! Wortspiel! - Sitcom von Goenka sind wir jetzt bei Folge neun - viel Spaß!

Vortrag S.N. Goenka, Tag neun

„Vipassana ist keine Technik, sondern die Kunst, zu leben!" Goenka eröffnet seinen Vortrag direkt mit einer klaren Ansage. Wenn du jetzt das Gelernte, die Vipassana-Technik, nicht in Deinen Alltag integrierst, dann hat dir der Zehn-Tage-Kurs nichts gebracht, dann war alles umsonst.

„Na wunderbar," denke ich, „ganz schöner Druck."

Wie aber lebt man ein friedliches, harmonisches Leben, das gut für einen selbst ist, aber auch gut für andere? Na, zunächst, so Goenka, muss man täglich zwei Stunden meditieren, eine Stunde morgens und eine Stunde abends. Also auch hier: ohne Fleiß keine Erleuchtung.

Aber das allein reicht nicht. Du musst eigentlich dauernd, ständig und überall in der Lage sein, Dich auf Deine Atmung zu konzentrieren und die „sensations" spüren können. Und sie dann natürlich mit Gleichmut betrachten. Sonst bist du schnell wieder in deinem Unglück.

Wenn sich in Zukunft nichts an deinem Verhalten ändert, dann machst du was falsch.

„An der Technik selbst gibt es keinen Zweifel", sagt Goenka, „sie hat tausenden Menschen über Jahrhunderte geholfen."

Wenn es nicht wirkt, arbeitest du nicht ernsthaft daran. So einfach ist das. Eigentlich simpel: wenn mir mein Squashlehrer sagt, ich soll den Schläger so und so halten und ich tue es einfach nicht, muss ich mich nicht wundern, wenn mein Spiel nicht besser wird. Logisch.

Wir sollen aber auch keine Wunder erwarten. Wenn wir jetzt die Vipassana-Technik in unseren Alltag integrieren, dann kann es passieren, dass wir in zwei von zehn Situationen gelassener reagieren und das ist doch schon mal was. Dann reagiert man später nur noch in sechs, vier, zwei und eventuell am Ende in keiner Situation mehr inadäquat. Du bist auf dem Weg. Ein Hoffnungsschimmer. Ich muss nicht ab übermorgen komplett in meiner Mitte sein.

Wer allerdings in den letzten Tagen nur Spielchen mit den „sensations" gespielt hat, die angenehmen Empfindungen gesucht und die unangenehmen möglichst vermieden hat, hat das Prinzip nicht verstanden. Er kann dann noch so viele Kurse belegen, er wird sein Unglück nicht überwinden können.

„Also sechs, setzen, Thema verfehlt," denke ich mir. Habe ich denn überhaupt das Prinzip verstanden? Intellektuell bin ich mir sicher, aber habe ich das Prinzip auch auf tieferer Ebene „erfahren"? Da bin ich mir nicht so sicher, ob das bei mir tief genug verankert ist.

Wir sollen uns im Alltag beobachten und uns in schwierigen Situationen bewusst machen, dass alle Empfindungen „impermanent" sind. Sie kommen und gehen. Wenn ich das auf der körperlichen Ebene empfinden kann, wird auch mein Unterbewusstsein davon beeinflusst.

Viele andere Lehren arbeiten ähnlich, gehen aber nach Goenka nicht tief genug. Es reiche nicht, sich von seinem Ärger abzulenken, indem man z.B. ein Glas Wasser trinkt oder bis zehn zählt. Dadurch verschwindet der Ärger vielleicht aus dem Bewusstsein, aber er wird ins Unbewusste gedrückt und arbeitet da weiter. Wenn man hingegen nur beobachtet und nicht reagiert, wird die Empfindung nicht weiter aufgeladen oder gefüttert. Es entsteht keine neue Negativität und somit löst es sich so oder so irgendwann auf.

Aber wie beobachtet man seinen Ärger? Ist doch eher was Abstraktes. Deshalb soll man ja auch nur seine feinen körperlichen „sensations" beobachten. Der erste Reiz in einer Kette von Reaktionen. Der Ursprungsreiz, aus dem dann der Ärger entsteht. Da, an der Wurzel, muss angesetzt werden.

Goenka erzählt dazu ein Beispiel: wenn mir jemand vor 20 Jahren übel zugesetzt und schlecht über mich geredet hat, dann speichere ich das unter Ärger ab. Sehe ich diesen Menschen jetzt wieder, erzeugt er bei mir den selben Ärger wie damals, obwohl er sich vielleicht komplett geändert hat.

„Du reagierst mit den alten Mustern und nur durch die wertfreie Beobachtung kannst du das auflösen," so zumindest mein Verständnis.

Jetzt kündigt sich Ärger ja nicht vorher an, sondern ist plötzlich und unerwartet da. Was nun?

„So oder so - wenn es einen Impuls von außen gibt, der z.B. Ärger erzeugt, dann gibt es immer zwei Reaktionen: die Atmung verändert sich und ein biochemischer Prozess, die „sensations", finden auf körperlicher Ebene statt," erklärt Goenka sinngemäss. Diese beiden Phänomene in einem Selbst gilt es zu beobachten. Nur das. Und nur in dir.

Und da kommen wir zu einem weiteren spannenden Thema. Was ist außen und was ist innen? Oberflächlich betrachtet ärgert uns etwas von außen und wir reagieren darauf. Die Frage ist: wo entsteht dann eigentlich der Ärger?

„Vipassana hilft dir zu sehen, was in dir passiert," führt Goenka aus, „und das ist viel wichtiger als die äußeren Umstände."

Man kann nicht die Welt draussen komplett unter seine Kontrolle bringen. Das ist unmöglich. Aber man kann sich schützen, wie man sich „mit einen Sonnenschirm vor der Sonne schützt". Und Vipassana ist so ein Sonnenschirm gegen Unglück und Leid.

„Wenn du früher die Ursachen für dein Unglück zu hundert Prozent draussen gesucht hast, wirst du jetzt, nach den zehn Tagen vielleicht auch fünfzig Prozent bei dir selbst sehen können und am Ende wirst du verstehen, dass dein Unglück zu hundert Prozent in dir selbst liegt."

Schade auch. Keinen, den man verantwortlich machen kann, nichts, was man auf andere abwälzen kann. Reine Eigenverantwortung und noch nicht mal Erlösung durch die Gnade einer höheren Instanz. Liegt also alles bei mir. Das habe ich zwar immer schon so geahnt, aber es nochmal so deutlich gesagt zu bekommen, ist ernüchternd. Oder motivierend?

Und wo wir jetzt schon mal bei Wahrheiten sind - die ultimative und universelle Wahrheit sehen zu können, die Dinge so sehen zu können, wie sie sind, ist nicht einfach. Zu viele Bilder, die wir uns malen und von denen wir glauben, dass es die Wahrheit ist.

Goenka erzählt die Geschichte von fünf von Geburt an blinden Menschen, die rausfinden sollen, was ein Elefant ist. Für den einen, der an den Beinen steht, ist es ein Tier wie ein Baum, für den anderen, der am Rüssel steht, ist es eine Schlange, usw. Alle haben nur aus ihrer Perspektive einen Teil der Wahrheit „erfasst" - die komplette Wahrheit kennt keiner der fünf.

Vipassana soll dir dabei helfen, die Dinge aus verschiedenen Perspektiven sehen zu können und der Blick auf den Eigenanteil an Reaktion ist da schon mal ein großer Schritt in die richtige Richtung.

Wie unterschiedlich man auf den selben äußeren Impuls innerlich reagieren kann, versucht Goenka an einer konstruierten Situation darzustellen: Er geht mit ein paar seiner Studenten durch die dunkle Nacht. Auf dem Weg liegt ein Mann und einer der Studenten tritt ihn aus Versehen mit dem Fuß. Der am Boden liegende Mann ruft sinngemäß etwas wie:

„Kannst du nicht aufpassen? Hast du keine Augen im Kopf!"

Fünf verschiedene innere Reaktionen auf die selbe Situation beschreibt Goenka. Zunächst fühlt er sich gut. Sind doch seine Studenten gemeint, die aufpassen sollen. Er fühlt sich gut, weil er doch so gelassen bleiben kann. Zweite Reaktion: er münzt den Vorwurf auf sich und fühlt sich schlecht, weil sein Selbstbild des immer achtsamen Goenkas angekratzt wird. Dritte Reaktion: er fühlt sich blamiert, weil das Bild, das er vor den Studenten von sich zeigt, zerstört wird:

Goenka ist ja gar nicht so voller Zuwendung zu allen Menschen. Vierte Reaktion: er registriert, dass der am Boden liegende Mann sein Sohn ist - wieder eine andere Empfindung und Interpretation. Zuletzt dann auch noch vor seinen Studenten. Der äußere Impuls ist immer gleich, nur die Bilder, die ich mir dazu zeichne, wechseln und darauf reagiere ich. Frei von mir interpretiert muss ich, bevor ich das Bild zeichne, den Impuls mit Gleichmut betrachten. Dann entsteht erst gar kein Bild und die Kettenreaktion, die in Leid oder Anhaftung endet, kommt nicht zustande. Und wer ist dafür verantwortlich? Du bist dafür verantwortlich. Erinnert mich an die Situation heute mit Mr. Teakwondo.

Wenn du das dann gelernt hast, steht der Erleuchtung nichts mehr im Wege. Am Ende seines neunten Vortrages erläutert er, was noch notwendig ist, um „über den Ozean des Unglück „the final goal“ zu erreichen“. Bezogen auf diesen Zehn-Tage Kurs, aber auch grundsätzlich ist deine Aufgabe, folgende zehn Flaschen, sprich Tugenden, möglichst gleichmäßig zu füllen, zu perfektionieren:

Verzicht bzw. Entsagung - wir haben jetzt zehn Tage wie die Mönche von den Zuwendungen anderer gelebt. Das erzeugt eine gewisse Demut und reduziert auch dein Ego. In dem Moment, wo du vielleicht für das Essen oder die Unterkunft bezahlen würdest, hättest du auch wieder Ansprüche.

Mit der Haltung „Ich habe dafür bezahlt, deshalb erwarte ich auch, dass hier mal ein schönes Stück Fleisch auf den

Tisch kommt!“ pustest Du nur Dein Ego zu sehr auf - deshalb: Verzicht!

Ethisches Verhalten - die strengen Regeln in so einem Kurs lassen kaum etwas anderes zu. Nur das gesprochene Wort könnte dich verleiten, zu lügen oder jemandem übel nachzureden. Deshalb müssen wir hier auch schweigen. Wer schweigt, sündigt nicht

Ernsthafte Anstrengung - damit ist das Bemühen und der unbedingte Wille gemeint, seinen Geist zu reinigen. Und angestrengt haben wir uns ja nun wirklich.

Weisheit erfahren und sie dann auch umsetzen und leben. Aber nicht übernommene Inhalte von anderen, sondern die Erfahrungen, die man selbst gemacht hat.

Toleranz - möglichst keinen anderen in seiner Arbeit stören oder ablenken. Aber auch: wenn man selbst gestört wird, zu erkennen, dass der andere es vielleicht nicht sehen kann, dass er stört. Mr. Teakwondo kann also nicht sehen, dass er mich stört? Und jetzt?

Mitfühlende Liebe - für alle Lebewesen, ja, auch gegenüber Menschen, bei denen man sich das überhaupt nicht vorstellen kann. Da hilft es sich klarzumachen, dass diese Menschen ihre eigene Negativität nicht sehen können. Später werden wir dazu noch eine weitere Meditationstechnik lernen.

Wahrheit empfinden, nicht nur Erkenntnis denken. Hier ist kein Platz für Projektionen. Auf einer tiefen unbewussten Ebene soll die universelle Wahrheit empfunden werden. Und das geht nur im aktuellen Moment - im Jetzt - den die

Vergangenheit ist vorbei und die Zukunft noch nicht da.
Entschlossenheit - ernsthaftes und konsequentes arbeiten, z.B. durch die Disziplin, sich dreimal am Tag in den Meditationen keinen Millimeter zu bewegen. Das soll angeblich auch kurz vor der Erleuchtung wichtig werden, um sich dann vollständig zu befreien.
Gleichmut - auf der tiefsten Bewusstseinsebene erkennen, dass die „sensations“ sich ständig verändern und man sie mit einem ausgeglichenen Geist, ohne Aversion und Sehnsucht betrachten soll. Das gilt auch ausserhalb der Meditation im Alltag. Jeder Moment kommt und geht wieder.
Freigebigkeit - im Sinne von: etwas zurück geben, wenn man etwas empfangen hat. Das ist auch gut, um sein Ego zu minimieren.

An der Stelle nimmt sich dann Goenka auch selbst auf die Schippe und meint, ihm würde es schon reichen, wenn wir ihm nach den täglichen Meditationen mental liebevolle Zuwendung zukommen lassen würden. Im Sinne von:
„Danke - lieber Goenka - vielen, vielen Dank!“

Hinter der Kamera wird gelacht und auch in unserem kleinen Fernsehraum schmunzeln wir leise, aber irgendwie gemeinsam. Witzig, dass ein paar mal laut Luft durch die Nase zu pusten, also zu lachen, schon eine Verbindung untereinander herstellen kann. Man versichert sich gegenseitig, das gerade Wahrgenommene ähnlich zu interpretieren und das gibt einem das Gefühl nicht isoliert zu sein. Die extreme Variante wäre dann ein Rockkonzert - viel lauter, aber ähnlicher Effekt.

Alle zehn Flaschen müssen möglichst gleichmäßig und vollständig gefüllt werden. Gemeint sind damit die Qualitäten, die notwendig sind, um erfolgreich den „Edlen Pfad“ zu beschreiten. Ich sehe zehn Flaschen aus hellem Glas in einer Reihe stehen. Alle haben so einen Porzellan-Spannverschluss. Die Flüssigkeiten leuchten in verschiedenen Farben. Manche Flaschen sind zur Hälfte gefüllt, bei andern ist mal gerade der Boden bedeckt. Da gibt es also noch viel nachzufüllen.

Wer glaubt, dass es gegen Ende der zehn Tag etwas leichter werden würde, hat sich getäuscht. Vipassana ist nicht nur eine Meditationstechnik, sondern ein komplettes Angebot, wie man die Welt sehen kann. Irgendwie fühle ich mich wie im Film „Matrix“ - ich kann jetzt die rote oder blaue Kapsel nehmen. Weiterschlafen oder aufwachen. Ich entscheide mich dafür, mich erstmal wieder hinzulegen.

Die Abschlussmeditation fällt heute aus, da wir schon zu spät dran sind. Beim Zähneputzen bin ich immer noch im heutigen Vortrag. Versuche, mich auf Zahnpasta und Bürste zu konzentrieren, springe aber immer wieder zu Selbstbild und Wahrheit. Was ist die Wahrheit? Aber diese Urfrage der Menschheit muss ich mir jetzt nicht hier bei Colgates und Dr. Best´s beantworten.

Ich gehe auf mein Zimmer und beende den neunten Tag mit einem tiefen, aber letztendlich zufriedenen Seufzer.

Zehnter Tag: Zombies erwachen

Aufwachen und zu wissen, dass ich gleich wieder reden darf, ist wie Weihnachten. Ich bin nervös, freue mich auf die Bescherung, muss aber noch ein Gedicht aufsagen. Gleich - gleich ist es soweit. Ich gehe in dem Bewusstsein, dass alle Handlungen jetzt zum letzten mal genau so durchgeführt werden, in den Waschraum.

Welche Stimme wird Mr. Teakwondo haben? Hell und piepsig:

„Hallooo, schbin der Werneeeer!"

Oder dunkel und unnahbar:

„Roman!"

Er ist nicht da, alles geht seinen Gang.

Nach der Dusche, diversen Anziehritualen und dem kurzen Weg zur Meditationshalle denke ich an grosse Brüste. Einfach so. Ohne Hintergedanken - reiner purer Sex. Ich schliesse meine Augen und lasse den Gedanken zu, ohne Bewertung. Zumindest versuche ich es.

Die Meditationen vor dem Frühstück werden noch in „Edler Stille" vollzogen. Somit fängt der Tag normal an. Eben wie Weihnachten. In der Meditation selbst merke ich, dass ich noch gut weiter schweigen könnte. Ich muss nicht unbedingt reden. Was soll ich denn auch sagen? Wahrscheinlich passiert genau das, weswegen wir zum Schweigen angehalten wurden. Wir erzählen uns gleich, was für tolle

„sensations“ wir immer und überall gespürt haben. Da wird keiner sagen:

„Also, ich hab nix gespürt. Was denn für „sensations“? Bei mir war alles tot.“

Und ich werde wahrscheinlich mitten drin sein und den Clown geben. Vielleicht mal ganz gut, diesen Kontrast zu erleben.

Im Frühstücksraum merkt man schon, dass es heute ein besonderer Tag ist. Alle sind wieder etwas schneller in ihren Bewegungen. Die Geräuschkulisse ist etwas lauter, es liegt was in der Luft. Mir scheint auch das Buffet etwas üppiger ausgelegt. Wahrscheinlich müssen die frischen Sachen alle raus. Ich lange herzhaft zu und werde sogar noch mit einem Fensterplatz belohnt.

Der Samurai und der Stasi-Oberst sitzen draussen und schlürfen ihren Tee in der Sonne. Vom Fenster aus kann ich sie gut beobachten. Keine Mimik, langsame, bedächtige Bewegungen. Bin gespannt, wie die beiden in ein paar Stunden aussehen, denn wenn wir wieder reden dürfen, kommen ja alle anderen Kommunikationsmittel auch dazu: wir gestikulieren und kommentieren das gesprochene Wort mit Körperhaltung und Gesichtsausdrücken. Das macht ja eigentlich auch unsere Persönlichkeit aus. Die haben wir vor zehn Tagen an der Garderobe abgegeben, gleich kriegen wir unsere Kostüme wieder - passend zu unseren Rollen.

Das mal so komplett von aussen betrachten zu können, ist der größte Gewinn, den ich hier aus den zehn Tagen ziehen werde.

Ich stopfe mir noch das letzte Stück Banane mit Müsli rein, spüle schweigend meine Schüssel ab und finde noch Zeit, mein Gesicht in die Sonne zu halten - die Luft ist frisch, aber dafür fühlen sich die wärmenden Sonnenstrahlen besonders gut an. Ich geniesse die Stille.

Die erste Meditation nach dem Frühstück ist Pflicht. Noch einmal „entschiedenes Sitzen". Alle geben noch mal alles. Keiner rührt sich vom Fleck. Als wenn wir hier unser Gesellenstück abgeben wollten. Auch Mr. Teakwondo ist still und unbeweglich, wie noch nie. Kein Schniefen, Hüsteln oder Räuspern. Kein ausgestrecktes Bein in meinem Kreuz. So wichtig ist das für mich nun auch nicht mehr. Die kurzen Blickkontakte haben viel aufgelöst. Er ist mir nicht mehr so fremd.

Ich entspanne mich, beobachte meinen Atem, scanne meinen Körper kreuz und quer und betrachte meine „sensations" mit dem Maximum an Gleichmut, das ich aufbringen kann.

Die Hotspots Rücken und Knie besuche ich kurz und knapp. Sie sollen keine zu große Aufmerksamkeit bekommen. Im Großen und Ganzen läuft es rund und gut. Ich habe das Gefühl, dazu gelernt zu haben. Bin gläserner geworden, kann mehr sehen.

Heute lernen wir noch eine weitere Meditation - die Metta-Bhavana-Meditation. Metta bedeutet so viel wie „Freundschaft" und soll die eigene innere Güte auf alle lebenden Wesen übertragen. Dafür konzentriert man sich am Ende der eigentlichen Meditation noch intensiv auf den

Teil in einem, mit dem man sich gerade sehr positiv und gut fühlt. Dieses Gefühl lässt man gedanklich immer größer werden und weitet es in sich aus, bis man sich voller liebenswürdiger Güte fühlt. Dann lässt man das Gefühl noch größer werden und wendet sich damit allen lebenden Wesen in dem Raum zu. Hat sich dieses Gefühl entfaltet, lässt man es noch größer werden und dehnt es auf das ganz Gelände aus, dann auf das Dorf, auf das Land, den Staat, den Kontinent, den Globus und wenn man will auch auf das ganze Universum. Man entfaltet seine positive, liebevolle Zuwendung und fühlt sich dadurch herrlich verbunden mit Allem und dem Leben zugewandt. Eine wunderschöne Meditation, die man ab jetzt immer ans Ende der Vipassana-Meditation setzen kann.

Die Meditation endet um kurz vor 9:00 Uhr, dann vertreten wir uns ein letztes Mal schweigend die Beine. Ich hole tief Luft, bevor ich die Halle wieder betrete. Nach dieser Sitzung wird das Schweigen gebrochen, ein erster Schritt zurück in die sogenannte Normalität.

Ich habe es geschafft und es ist mir noch nicht mal schwer gefallen. Ich sitze und meine Gedanken kommen und gehen wie Wolken. Ich beobachte nur. Ich beobachte alles, was ich jetzt beobachten kann: meine Gedanken, meinen Körper, meine Atmung. Ich bin. Oder einfach nur: Sein.

Der Gong beendet die Stille nach den Goenka-Sprechgesängen. Einige stehen auf, andere bleiben noch sitzen. In der Meditationshalle selbst und davor darf auch nach der Beendigung der „Edlen Stille“ nicht gesprochen werden.

Erst nach wenigen Minuten höre ich entfernt die ersten Stimmen. Das löst sofort eine Vielzahl von Emotionen aus. Wie ein Computer, der hochgefahren wird. Ich versuche, die Tonlage und den Inhalt der gesprochenen Sätze zu verstehen und einzuordnen. Höre ich da ein befreites Lachen? Ist das nur eine Stimme oder sind es mehrere? Sind da auch Frauenstimmen dabei? Und - bin ich mir sicher, dass ich da jetzt sein möchte? Langsam stehe ich auf. Jochen ist schon weg, seine Schaumstoffkonstruktion, die mittlerweile beachtliche Ausmaße angenommen hat, steht wie ein verwaister Thron, umrandet von einer Mauer aus Decken.

Langsam gehe ich zur Tür und an der Halle vorbei Richtung Haupthaus. Auf dem Weg steht jetzt ein Schild, das darauf hinweist, dass ab hier weiterhin nicht gesprochen werden darf. Ich verlasse die „Schutzzone“ und betrete nun den Bereich des „Edlen Schnatterns“, wie Goenka es ja gestern in seinem Vortrag gesagt hatte. Das Stimmengewirr wird immer lauter. Die Teilnehmer stehen in kleinen und großen Gruppen und sind bereits fleißig dabei, ihre Stimmbänder hochzufahren.

Aber das Faszinierende sind nicht die Stimmen - es sind die Gesichter! Diese toten Gesichter, die mich nun zehn Tage umgeben haben, sind plötzlich gefüllt mit Ausdruck und Charakter. Lebendige Mimik, wache Augen, Lächeln und Lachen... das Leben ist wieder zurück.

Ich kann mich nicht mehr genau an meinen ersten Satz erinnern, aber er wird wahrscheinlich so gelautet haben:

„Na? Alles gut überstanden?“

Dann werde ich mich sicher vorgestellt haben, die anderen auch und die Namen werde ich dann auch schnell wieder vergessen haben. Ich suche Jochen und wir fallen uns spontan in die Arme und grinsen uns breit an. Herrlich, sein lachendes Gesicht zu sehen. Das macht so viel aus. Er lebt. Und kann so wunderbar lachen. Wir tauschen uns über Kleinigkeiten aus, wie wir was empfunden haben, usw.. Letztendlich geniessen wir aber, wieder in einem sozialen Kontakt zu anderen Menschen zu sein. Ende der Einsamkeit. Ich bin nicht mehr allein.

Die meisten der Teilnehmer versammeln sich auf der großen runden Terrasse, denn da ist die Sonne. Manche haben sich hingesetzt, ihren Tee in der Hand und reden - reden - reden. Jochen und ich setzen uns dazu.

Der Samurai, der Kyo heisst, erzählt gerade, dass er diesen Kurs schon ein paar mal gemacht hat. Er hat früher in Japan für eine Softwarefirma gearbeitet, mit jungen Jahren schon ein Burn-out gehabt und versucht, sich über Vipassana zu stabilisieren. Bruce Willis, also Bernd, nickt. Er macht jedes Jahr einmal Vipassana, war auch schon in Indien, allerdings war das wohl nicht so komfortabel wie hier. Jeder spricht über seine spezifischen Schmerzzentren - Rücken und Knie liegen weit vorne in der Statistik.

Es werden ein paar Scherze gemacht, wir lachen viel. Alles muss irgendwie raus. Und schon nach kurzer Zeit merke ich, wie ich mich wieder positioniere, scherze, versuche, die Lacher auf meiner Seite zu haben. Willkommen im wirklichen Leben. Ganz schön heftiger Kontrast.

Einigen scheint es auch nach der ersten Stunde etwas zu viel zu werden. Vereinzelt ziehen sich Teilnehmer wieder in den Schweigebereich zurück.

Um 11:00 Uhr ist Mittagessen. Kantinenstimmung. Wehe einer sagt „Mahlzeit“!

In dem Speisesaal gab es Bilder an den Wänden, die allerdings während der „Edlen Stille“ umgedreht waren, damit wir auch da keine Ablenkung erfahren. Jetzt wurden die Bilder wieder zurückgedreht. Sie zeigen das Gelände in Triebel, verschiedene Bauabschnitte, auf anderen Bilder wird Vipassana und der Buddhismus erklärt. Der Speisesaal wirkt jetzt nicht mehr so schmucklos.

Die Geschlechtertrennung ist auch aufgehoben, aber so richtig will sich das nicht mixen. Wir sitzen eigentlich wie immer zusammen, nur dass ich jetzt fragen kann, ob der Platz noch frei ist. Viele loben das Essen, andere schweigen dazu. Ich fand es klasse. Bin satt geworden und habe sogar noch abgenommen. Nach dem Essen sitzen wir alle wieder in der Sonne und schnattern. Ein paar Frauen gesellen sich dazu. Sie machen das Programm mit ihren Partnern zusammen und die werden jetzt „auf feindlichem Gebiet“ besucht. Wir stellen fest, dass die Männer den schöneren Auslaufbereich hatten. Viel mehr Platz als die Frauen. Und abwechslungsreicher.

Die Meditationen werden natürlich weiter durchgeführt. Wir haben ja nur das Schweigen gebrochen, aber noch nicht den Kurs beendet. Aber die Stimmung ist eine andere - nicht mehr so konzentriert. Das ist etwas schade. Vielleicht hätte man die „Edle Stille“ nach der Teepause auflösen sollen. Auf der anderen Seite ist der Übergang in die „wirkliche“ Welt so etwas sanfter.

Die Meditation vor dem sogenannten Abendessen wird von einem Lachkrampf überschattet. Er fängt im hinteren Männerbereich an. Zuerst hört es sich wie ein Schnauben an, dann das typische kleine Prusten, wenn man ein Lachen unterdrücken will. Es scheinen zwei Schüler daran beteiligt zu sein. Der Funke droht überzuspringen. Konrad steht auf und es hört sich hinter mir so an, als ob einer der beiden rausgeworfen wird. Es kehrt Ruhe ein. Nach ca. zehn Minuten kommt der Delinquent dann wieder rein. Scheint sich abgekühlt zu haben. Er setzt sich. Klar, was dann wieder kommen musste. Allein die Situation, jetzt wieder neben jemanden zu sitzen, mit dem man gerade an der Grenze zum GAU war, muss schon so angespannt sein, dass man das auf keinen Fall mehr unter Kontrolle kriegt. Wie bei einer Beerdigung. Wenn da auch erstmal der Damm gebrochen ist, hilft nur noch die Flucht. Er hat sich fürs Zurückkommen entschieden. Sein Fehler. Er sitzt noch nicht ganz, da geht das Prusten schon wieder los. Er hat sich eindeutig überschätzt. Keine drei Minuten später ist die Katastrophe perfekt. Der Lachkrampf schwappt in den hinteren Frauenbereich und arbeitet sich wie ein Schwelbrand durch die Reihen. Konrad ist wieder aufgestanden und entfernt den Brandherd im Männerbereich - endgültig. Beide fliegen raus. Damit ist im Frauenbereich aber noch keine Ruhe eingekehrt. Hier hilft auch keine Einzelaktion mehr, hier muss jetzt das Löschflugzeug eingesetzt werden, wenn man in diesem Bild bleiben möchte.

„Arbeitet ernsthaft und konzentriert!" - der Satz der Lehrerin knallt wie ein Peitsche durch den Raum. Er wird nochmal auf Englisch wiederholt, büßt aber nichts an seiner schneidenden Härte ein. Da ist jetzt jemand eindeutig genervt. Immerhin wird dadurch die Kernschmelze verhindert. Die Lage beruhigt sich, an eine tiefe Meditation ist aber nicht mehr zu denken. Ich tauche noch ein bisschen ab, bin aber raus.

Nach der Meditation gehe ich in den Vorhof, wo vor zehn Tagen alles begann. Der Bereich gehörte zum weiblichen Territorium und war für uns Männer tabu. Unter der Eiche sitzen ein paar Teilnehmer zusammen, auf weiteren Bänke wird auch miteinander gelacht und gesprochen. Ob ich jemanden kenne? Kein bekanntes Gesicht zu sehen, aber die Blicke sind offen und herzlich. Alle sind sehr aufmerksam, wach und weich. Ich komme mit einer Koreanerin ins Gespräch. Sie macht regelmäßig einmal im Jahr Vipassana. Ihr Leben hat sich dadurch verändert, lacht sie. Sie trifft sich auch manchmal mit Leuten zu einem eintägigen Schweigen und Meditieren. Da sie auch in Berlin lebt, tauschen wir Adressen aus. Vielleicht meditieren wir ja mal zusammen an einem Wochenende.

Im Vorraum zum Speisesaal können letzte organisatorische Dinge geregelt werden, z.B. die Heimreise. Es liegen Listen für Mitfahrgelegenheiten aus. Ich trage mich bei einem

Herbert ein, der nach Leipzig fährt. Dann gehe ich spenden.

Wie viel war mir die Woche jetzt wert? Ich könnte das jetzt mal in die Kategorie Wellness-Urlaub packen. Dann würde ich für die Unterkunft im Zweibettzimmer, Dusche auf dem Gang und All-Inklusive-Verpflegung mal 50 Euro pro Tag veranschlagen. Die Anwendungen, sprich Meditationen, könnte man adäquat mit Yogastunden oder Massagen vergleichen, die in einer Wellnessanlage auch nicht unter 50 Euro pro Stunde zu kriegen sind. In den zehn Tagen habe ich ca. hundert Stunden meditiert. Das sind dann...äh... ich entscheide mich, 500 Euro für den Aufenthalt zu spenden. Das gibt mir ein ausreichend gutes Gefühl. Eigentlich ist das mit Geld nur schwer aufzuwiegen. Ich überlege mir, wie ich noch auf andere Weise etwas zurück geben kann. (Wenn Sie bis hierhin gelesen haben, dann wissen Sie auch, auf welche Idee ich gekommen bin.)

Die letzte gemeinsame Meditation startet um 18:00 Uhr. Nach den ersten emotionalen Abreaktionen des Tages sind wir wider Erwartend konzentriert. So ähnlich werden sich dann wohl die Meditationen im wirklichen Leben anfühlen. Man braucht etwas mehr Zeit zum Abtauchen und geht dann auch nicht ganz so tief runter. Aber um eine grundsätzliche Sensibilität für „sensations“ und Atmung aufrecht zu erhalten, reicht es sicherlich.

Ich gebe meinem Rücken und dem Knie zu verstehen, dass bald alles vorbei ist. Aber irgendwie scheinen sie zu spüren, dass sie jetzt täglich gefordert werden und legen sich deshalb nochmal so richtig ins Zeug, um mich davon zu überzeugen mit dem Blödsinn aufzuhören. Gleichmütig höre ich mir ihre Klagen an, aber „I am the master of my mind“ - da müsst ihr in Zukunft durch.

Wie geht es jetzt eigentlich weiter? Wie passt Vipassana in meinen Alltag? Ich hoffe, darauf wird Goenka noch in seinem Vortrag eingehen.

Der Fernsehraum liegt zum Glück in der Schweigezone, so dass wir uns hier nochmal in aller Ruhe auf den Inhalt von Goenkas Vortrag konzentrieren können. Ich bin so froh, denn die Vorstellung, dass danach noch diskutiert wird, ist wenig reizvoll. Ich will das nicht diskutieren. Nicht jetzt.

Vortrag S.N. Goenka, Tag zehn

Goenka beginnt seine Rede wieder mit:

„Der zehnte Tag ist vorbei ..." und alle müssen lachen. Es gibt keinen weiteren Tag mehr. Heute haben wir den zehntägigen Vipassana-Kurs abgeschlossen. Wir haben es geschafft. Die Studenten im Video scheinen ähnlich erleichtert. Die Stimmung ist gut.

Auch Goenka wirkt entspannter. Seine Stimme klingt fester. Er fasst nochmal zusammen, um was es hier in dem Kurs eigentlich gegangen ist. Wer es immer noch nicht verstanden hat, dem bietet sich hier eine letzte Chance, Erkenntnis zu erzielen.

Zunächst einmal haben wir hier eine Technik erlernt, die uns auf dem Weg zur Erleuchtung nützlich sein kann, wenn nicht sogar dafür absolut notwendig ist. Wir stehen damit aber erst am Anfang eines langen Weges. Ich sehe das für mich so: Wir haben jetzt den Führerschein, fahren lernen müssen wir aber selber.

Zweiter wichtiger Aspekt: diese Technik ist kein Ritual, sondern eher eine wissenschaftliche Betrachtung der universellen Wahrheit mit der Verpflichtung zur Selbsterfahrung. Hier soll nichts von einem Guru oder Heiligen übernommen werden, die haben dir nur den Weg gezeigt, jetzt geh mal schön selber.

Interessant in diesem Zusammenhang: spirituelle Lehrer vor, während und nach Buddha haben auch immer die Befreiung vom Leid durch das Loslassen von Aversion und

Sehnsucht angemahnt, aber sie sind nicht so tief gegangen wie Buddha. Der „missing link" war, an die Schnittstelle von Geist und Körper zu gehen und die „sensations" mit Gleichmut zu betrachten. Tiefer geht's nimmer. Das ist wirklich radikal.

Zwei Eigenschaften fehlen uns jetzt noch für die Wanderung auf dem „Erleuchtungspfad": Mitgefühl und Zuwendung zu jedem lebenden Wesen und Dankbarkeit für die Lehre von der Befreiung vom Leid. Und die gute Nachricht: dafür brauchen wir nicht ins Kloster zu gehen, im Gegenteil. Das können wir auch so im Alltag praktizieren.

Wir dürfen nicht erwarten, dass wir jetzt nach so einem Kurs völlig befreit und erleuchtet nach Hause gehen.

„Wenn das passieren sollte", so Goenka verschmitzt, „dann herzlichen Glückwunsch!"

Großes Gelächter im Hintergrund. Also keine Wunder erwarten. So weit ich mich erinnern kann, sind von Buddha auch keine Wunder überliefert, er hat weder Blinde sehend gemacht, noch Wasser zu Wein verwandelt oder ist übers Wasser gegangen. Buddha war ein ganz normaler Mensch, hatte auch nie einen religiösen Anspruch und hat andere Glaubensrichtungen auch so lassen können, wie sie sind.

Wenn ich keine Anhaftungen mehr habe und mich auf der tiefsten Ebene des Bewusstseins befreit habe, klingen solche glaubenstheoretischen Auseinandersetzungen, wer denn nun Recht hat oder nicht, wie das Gezanke von Kindern. Das hat er sicher mit Gleichmut lächelnd betrachten können und ist seinen Weg gegangen.

Goenka gibt uns noch ein paar Tipps für die weitere Arbeit mit auf den Weg. Mixe die Technik nicht mit anderen Techniken. Ohne ein ethisch reines Leben anzustreben, so wie wir das hier praktiziert haben, werden wir uns vom Leid nicht wirklich befreien können. Ohne tägliche Meditation auch nicht. Und du musst Dich langfristig von deinem Ego trennen, wenn du die Dinge so sehen willst, wie sie wirklich sind. Die Vorstellung, hier bin ich und da ist der Rest der Welt, ist ebenfalls eine Illusion und geht nicht tief genug.

Gegen Ende der zehn Tage erzählt er nun auch etwas aus seinem Leben. Er wurde in Birma in eine reiche Unternehmerfamilie geboren und wuchs privilegiert auf. Er sagt von sich, dass er sehr erfolgreich war und viel Geld verdient hat. In jungen Jahren litt er unter starker Migräne. Keiner der Ärzte konnte ihm helfen, er bekam über Jahre alle vier Tage eine Morphiumspritze. Nichts half. Er ließ sich sogar im Ausland behandeln: Schweiz, England, Deutschland, Japan - kein Erfolg.

„Ich bin sehr glücklich darüber, dass mir kein Arzt helfen konnte," grinst Goenka unter lautem Gelächter.

Zurück in Birma schlug ihm dann jemand vor, mal Vipassana auszuprobieren. Er war zunächst skeptisch als Hindu zu einem Buddhisten zu gehen, stimmte dann aber zu, sich auf die zehn Tage einzulassen. Am zweiten Tag wäre er am liebsten sofort weggelaufen. Als er aber merkte, dass hier keine Rituale vollzogen wurden oder er zum Buddhisten umerzogen werden sollte, liess er sich auf die Technik ein und war begeistert.

Vierzehn Jahre später ist er dann nach Indien ausgereist, um seine kranke Mutter zu betreuen und ihr in einem Kurs die Technik von Vipassana beizubringen. Er organisierte für sie einen Zehn-Tage Kurs und die andern Schüler waren danach so begeistert, dass sie ihn gebeten haben, noch einen Kurs zu geben, dann noch einen und noch einen, usw.. Die Vipassanatechnik war wieder in ihrem Ursprungsland Indien angekommen, in dem sie fast 2000 Jahre nicht mehr in Reinform gelehrt wurde.

Nach diesem kleinen privaten Exkurs schaut sich Goenka in der Runde um und gibt einen letzten Hinweis für heute: es gäbe Studenten, die gerne nach Indien kämen um „Erfahrungen" zu sammeln - Gras-Erfahrungen - er meint wohl kiffen - chemische Erfahrungen - das wird dann etwas Ähnliches sein - Sekten und Gurus und dann vielleicht auch Goenka.

„Let´s have a goenka-trip"... kein Problem! Mach Deine Erfahrungen, so Goenka, aber triff dann auch eine Entscheidung. Hier hast du eine Technik, frei von Dogmen und Religion - nutze sie für Dich und für andere.
Es folgt die Verabschiedung, der Chor antwortet brav mit sadu-sadu-sadu.

Wir alle bleiben noch etwas sitzen. Es ist vorbei. Zwar reden wir nicht, denn wir sind hier noch in der Schweigezone, aber wir haben hier und da Blickkontakt und lächeln uns an. So schnell kann das gehen. Zehn Tage, zehn Vorträge und nun geht es morgen wieder in die „richtige" Welt.
Wir müssen trotzdem um 21:30 Uhr das Licht ausmachen -

also keine Abschiedsparty mit Bier, Wein und Disko. Den Kontrast hätte ich auch nicht ausgehalten. Für einige ist ja schon das normale Gespräch nach dem Ende der „Edlen Stille“ zu viel. Sie ziehen sich in die noch vorhandene Schutzzone für Dauerschweiger zurück.

Mir geht es ähnlich. Was habe ich an dem halben Tag schon wieder für einen Blödsinn geredet. Oberflächliche Worthülsen als Schmierstoff für den esoterischen Smalltalk. Ich gehe aufs Zimmer und kurz danach kommt auch Jochen. Erst nachdem wir das Licht ausgemacht haben kommen wir wieder kichernd wie in einer Jugendherberge ins Gespräch.

„Nacht, Johnboy,“ pruste ich los. Er kennt die Fernsehserie leider nicht. Somit wechseln wir das Thema und reden über Wein. Er ist Weinliebhaber und kennt sich sehr gut aus. Uns läuft bei italienischem Rotwein das Wasser im Munde zusammen - wohlig und etwas aufgeregt dösen wir ein.

Morgen müssen wir auch wieder um 4:30 Uhr zur Meditation - „Edle Stille“ hin - „Edles Schnattern“ her.

Abreisetag: Mitfahrgelegenheit in die alte Welt

Im Badezimmer herrscht schon gute Laune, denn diesmal darf auch geredet werden. Aber es ist nicht zu laut und es wird nur wenig gesprochen. Ich bin auch noch so auf mich konzentriert. Jetzt blöde Sprüche zu klopfen, wäre völlig unpassend. Schön ist, sich bedanken zu können, wenn einem z.B. die Tür aufgehalten wird.

Der Tag fängt mit einem letzten Vortrag von Goenka an. Die Meditation kommt diesmal danach.

Dieser Vortrag gibt praktische Tipps, wie das nun Gelernte auch in den Alltag übertragen werden kann. Wir hätten jetzt einen kostbaren Setzling, den es gilt zu hegen und zu pflegen, aber am Anfang auch zu schützen. Dieser Setzling muss regelmäßig sein Wasser und ab und zu auch Dünger bekommen. Ein Zaun schützt ihn in der ersten Zeit vor Tieren, die daran knabbern wollen. Diese Verantwortung für den Setzling „Vipassana" liegt nun bei uns.

„Er schon wieder mit seiner bildhaften Sprache," denke ich amüsiert.

Im Klartext bedeutet das: jeden Tag zwei Stunden, morgens und abends, meditieren. Wir sollen uns das zur Pflicht machen für mindestens ein Jahr. Wenn wir das schaffen, wird Vipassana auch fester Bestandteil unseres Lebens. Wer glaubt, dass das verschwendete Zeit wäre, dem rechnet Goenka vor, wie viel unnütze Zeit man z.B. mit Fernsehen verbringt und welche größere Leistungsfähigkeit man durch die Meditation bekommt. Die Gegenrechnung soll unter dem Strich sogar einen Zeitvorteil bringen.

Dann sollen wir mindestens einmal im Jahr einen Zehn-Tage-Kurs belegen, auch das sei wichtig, um auf dem Weg, den wir jetzt beschritten hätten, weiter zu kommen. Es sei auch hilfreich, sich Vipassana-Gruppen in seiner jeweiligen Stadt zu suchen, die Tages- oder Wochenendkurse anbieten. Das hilft, die Technik zu vertiefen und sich gemeinsam auszutauschen.

Ein weiterer Hinweis: wer fünf Minuten vor dem Einschlafen und direkt nach dem Aufwachen in sich hinein fühlt, auf die Atmung achtet und seinen Körper scannt, wird auch schnell merken, wie positiv sich das auf sein Leben auswirkt.

Auch sollte man sich nicht von den kritischen Anmerkungen seines Umfeldes beeinflussen lassen, die etwa Zweifel auslösen können. Da sind wir dann beim Zaun, der den Setzling zunächst einmal störungsfrei wachsen lassen soll.

„Die Technik sei gut und hat über hunderte von Jahren gewirkt," so Goenka, „wenn ihr merkt, dass sich nichts verändert, dann macht ihr etwas nicht richtig." Dann bitte schön einen Vipassana-Trainer unseres Vertrauens aufsuchen und sich helfen lassen.

Die Atem- und Meditationstechnik soll unbedingt in den Alltag integriert werden. Wir sollen uns überall, wo wir gerade stehen oder gehen, immer unserer Atmung und

„sensations“ bewusst sein. Wenn wir gehen, sollen wir deutlich unsere Beine wahrnehmen, wenn wir sitzen eher unseren Oberkörper oder unsere Hände. Das gelingt natürlich nur für eine kurze Zeit, aber immer öfter und immer länger. Dann driftet man wieder in die Aussenwelt ab.

Sein Tipp: Wartezeiten nutzen, um sich auf seine Atmung zu konzentrieren und sich dadurch ins Jetzt zu holen. Ich sehe mich schon im Stau oder Aufzug tief durchatmen und nur auf meine Nasenhöhlen achten. Während er das sagt, achte ich ja bereits schon wieder auf meine Nase. Jetzt!

Gegen Ende des Vortrages, der diesmal Überlängen hat, kommt er nochmal auf seinen Lohn zu sprechen, den er gerne haben möchte. Wir sollen ihm nach jeder Meditation ein dickes Dankeschön zukommen lassen:

„A fat fee for a fat teacher!“, lacht Goenka, schaut noch einmal liebevoll in die Runde und sagt mit erhobener Hand und geschlossenen Augen:

„Share your peace and harmony with all beings!“

Der Kameramann hat bereits durch einen irren Aufzieher das Ende eingeleitet. Die ältere indische Dame wird wieder sichtbar, die in selten gesehener Teilnahmslosigkeit neben Goenka sitzt und manchmal herzhaft gähnt. Beide stehen auf und verlassen den Raum. Ein paar Teilnehmer werden sichtbar, alle scheinen in freudiger Erwartung, nun nach Hause fahren zu dürfen. Genau, wie wir auch.

Nach dem Vortrag und vor dem letzten Frühstück gibt es noch eine Meditation. Das freut mich sehr, denn dadurch bleiben wir in der täglichen Arbeit. Ich kann mir zwar nicht vorstellen, ab morgen zwei Stunden alleine zu meditieren, aber ich habe zumindest den Ehrgeiz, zweimal am Tag in die Stille zu gehen, wenn auch nur für zunächst 30 Minuten.

Ich geniesse die letzte gemeinsame Meditation, auch wenn meine Gedanken bereits auf der Fahrt nach Hause sind. Aber hinter seine Gedanken sehen zu können, oder sie wie Wolken zu betrachten oder einfahrende und ausfahrende Züge an einem Bahnhof, erweitert das Ich-Bewusstsein enorm. Ich bin nicht nur meine Gedanken, ich bin nicht das, was ich denke, sondern ich kann spüren, dass ich einfach BIN. Ich kann mich spüren und dann kommen noch die Gedanken dazu. Ich finde also nicht in meinen Gedanken statt, sondern meine Gedanken finden in mir statt. Das schaue ich mir halbwegs gleichmütig an und freue mich dann trotzdem über den Gong, der vom Haupthaus zu uns rüberschwingt. Beim Aufstehen lächle ich kurz Mr. Teakwondo an, er lächelt kurz zurück. Es hat sich aufgelöst. Wo auch immer das schräge Gefühl zu ihm hingegangen ist, es ist auf jeden Fall nicht mehr da und das erleichtert mich, es macht mich glücklich.

Beim Frühstück wird nochmal alles auf den Tisch gebracht, was weg muss. Resteverwertung. Ich packe mir auch noch eine Banane für die Fahrt ein.

Aber zunächst müssen noch die Zimmer aufgeräumt

werden. Jochen ist schon fleißig. Mir bleibt nicht mehr viel zu tun. Mein Lufthansa-Trolly, mit dem ich vor zehn Tagen hier laut rumpelnd eingetroffen bin, ist in in drei Minuten gepackt.

Jochen hat es eilig, er will schnell weg. Wir verabschieden uns sehr herzlich und sichern uns zu, in Kontakt zu bleiben. Ich bin in solchen Versprechungen immer unzuverlässig gewesen und nehme mir vor, es diesmal aber auch wirklich umzusetzen. Ich sollte mich wundern, wie intensiv die Verbindung mit Jochen noch wurde.

Ich muss auch langsam los, denn ich habe ja eine Mitfahrgelegenheit gebucht. Bin gespannt, wer alles dabei ist. Das ist sicher ein schöner Ausklang. Man kann sich nochmal über seine Eindrücke unterhalten, bevor man dann wirklich in die reale Welt zurück muss.

Ich hole meine Utensilien, die ich vor zehn Tagen abgegeben habe, an der Garderobe ab und merke, wie fremd mir Handy und Laptop sind. Habe noch keine Lust auf Nachrichten, SMS und Mailbox. Will noch nicht raus.

Ich rufe meine Freundin an und sage ihr, dass ich überlebt habe. Fragen, wie es denn war und „erzähl doch mal und überhaupt“, kann ich noch nicht verarbeiten. Ich wüsste auch gar nicht, wo ich anfangen sollte. Deshalb wird das auch kein langes Telefonat.

Am vereinbarten Treffpunkt stehen bereits zwei Mitfahrer - Therese aus Hamburg und Sebastian aus Berlin. Wir warten nur noch auf den Fahrer, der kurz darauf um die Ecke biegt. Ich muss herzhaft lachen, denn Herbert ist Mr.

Teakwondo! Wieder ganz in schwarz gekleidet, Pferdeschwanz und ein breites Grinsen auf den Lippen. Ich freue mich über diesen Zufall, wenn er denn einer ist, und nehme auch noch die letzte Lektion dankbar an.

Die Fahrt nach Leipzig wurde sehr lustig. Wir haben über alle möglichen Erlebnisse erzählt und festgestellt, dass wir viele Kleinigkeiten ähnlich wahrgenommen haben. Sebastian hat genau wie ich immer auf das kleine Geräusch des DVD-Players gelauscht, weil das dann die Zielgerade war und uns nur noch wenige Minuten vom Ende der Meditation getrennt haben. Therese erzählte, dass sie bereits mit einer Mitfahrgelegenheit nach Triebel gekommen ist. Der Fahrer wäre ganz nervös gewesen, hätte eine Zigarette nach der anderen geraucht und ständig hektisch telefoniert. Es stellte sich heraus, dass das Speedy Gonzales war, der hyperaktive Schnellläufer, der am siebten Tag im Frühstücksraum zusammenbrach. Kein Wunder, wenn er sich so schnell von Tempo 200 auf Null fährt. Das ist dann ein mentaler Auffahrunfall, unangeschnallt und ohne Airbag.

Am Leipziger Bahnhof steigen wir alle aus und gehen unserer Wege. Ich umarme Mr. Teakwondo. Er arbeitet in Leipzig als Heilpraktiker und macht so einfühlsame Sachen wie Reiki und Shiatsu. Wie man sich täuschen kann. Ich lebe in der Welt meiner Projektionen. Lerne, die Dinge zu sehen, wie sie wirklich sind!

Als ich den wunderschönen Bahnhof in Leipzig betrete, nimmt mich das „normale“ Leben wieder auf. Ich muss einen Fahrschein kaufen, Geräusche einordnen, Gesichter analysieren, Menschen ausweichen und Fahrpläne lesen. Ich bin zurück. Das, was ich aus den zehn Tagen mitgenommen habe, kann man auf meinem Gesicht sehen. Ein strahlendes Lächeln, das ganz tief aus mir heraus den Weg an die Oberfläche gefunden hat. Ich merke, es ist alles gut -

„Share your peace and harmony with all beings!“

Ein Jahr danach

Direkt am ersten Tag in „Freiheit“ habe ich mir meine häusliche Meditationsecke eingerichtet und die ersten vierzehn Tage auch regelmäßig zwei Stunden meditiert - morgens nach dem Duschen und abends, wenn ich nach Hause gekommen bin. Dann kamen die Ablenkungen. Zunächst habe ich die abendlichen Sitzungen gekippt. Dann wurde auch die erste Sitzung kürzer, bis ich nur noch zwanzig Minuten meditiert habe. Es folgten die ersten Tage, in denen ich „nicht dazu gekommen bin“. Um Ausreden war ich nie verlegen, aber innerlich hat es mich schon geärgert. Da zerrinnt das Thema wie feiner Sand in meinen Händen.

Doch dann kam Jochen - mein Zimmernachbar aus Triebel. Was für ein Glücksfall. Zumindest für mich. Sein Arbeitgeber hatte ihm einen Posten in Berlin angeboten. Seit dem pendelte er zwischen Frankfurt und der Hauptstadt. Da er zu Hause regelmäßig in eine buddhistische Gemeinde ging, suchte er sich in Berlin auch einen Kreis Gleichgesinnter, um zu meditieren. Wir waren nach dem Vipassana-Retreat in Kontakt geblieben. Er fragte mich, ob ich nicht Lust hätte, mitzugehen. So kam es, dass wir einmal die Woche ins „Buddhistische Tor“ in Berlin-Mitte gegangen sind. Jeden Dienstag wurden dort Meditationen und Vorträge angeboten. Die Kombination aus Informationen zum Buddhismus und das gemeinsame Meditieren hat mich dann wieder auf die Spur gebracht. Meditation wurde zur festen Alltagsroutine.

Mit Jochen verbindet mich aber noch viel mehr. Auch er ist ein Genießer und die gemeinsame Freude an guten Weinen haben wir mittlerweile kultiviert. Unsere kleinen, oft auch grossen Verkostungen bei gutem Essen sind eine wunderbare Mischung aus tiefgründigen Gesprächen und reiner Lebensfreude - Anhaftungen hin oder her. Meine Tugendflaschen sind in diesem Zusammenhang noch ziemlich leer.

Jochen ist mein buddhistischer Freund geworden. Buddha sah in dieser Form der Freundschaft einen wichtigen Aspekt für das Voranschreiten auf dem „Edlen Pfad". Den Austausch, den ich mit Jochen über spirituelle Themen habe, ist so bereichernd. Aber auch gemeinsam im buddhistischen Sinne unzulänglich zu sein, gehört für uns dazu. Wir betrachten das mit Gleichmut. Und arbeiten daran.

In der buddhistischen Gemeinde in Berlin habe ich auch Menschen kennen gelernt, die ihr Leben komplett danach ausrichten, was Buddha gesagt und gelebt hat. Für mich käme das nicht in Frage. Meine Anhaftungen an irdischen Vergnügungen und Sehnsüchten halten mich zu sehr fest. Aber ich weiß vom Zustand völliger Leidfreiheit durch gleichmütige Betrachtung der inneren Impulse.; auch wenn diese Momente nur sehr kurz aufblitzen, wie Leuchtfeuer auf hoher, stürmischer See in dunkler Nacht.

Nach Vipassana habe ich mich mit dem Thema Emotionen beschäftigt, funktionieren sie doch ähnlich wie „sensations". Ein äußerer Impuls berührt uns und unmittelbar danach wird eine Emotion ausgelöst, die wir erst eine halbe Sekunde später bewusst wahrnehmen. Dann fangen wir an zu interpretieren. Wenn wir uns ärgern, überlegen wir, ob wir uns überhaupt ärgern dürfen. Gegenüber dem Chef? Lieber nicht. Gegenüber dem Partner? Schon eher.

Emotionen sind faszinierend und die ehrlichsten Signale unseres Unterbewusstseins. 2012 habe ich mich zum Mimikresonanz®-Trainer ausbilden lassen. In den Gesichtern seiner Gesprächspartner die Gefühle sehen zu können, und entsprechend damit umzugehen, hat mich wieder mehr verstehen lassen.

Sind Emotionen blockiert - und bei den meisten Menschen sind Emotionen blockiert - gibt es interessante Methoden, sie wieder in Bewegung zu bringen, z.B. EMDR oder wingwave®. Sie funktionieren nach dem Grundprinzip der Meditation: beobachte und bewerte nicht. Alles ändert sich ständig. Betrachte einfach, was passiert.

Ein Jahr nach Vipassana scheinen die Themen, die mich in den zehn Tagen beschäftigt haben, völlig selbstverständlich in mein Leben gekommen zu sein.

... und ausatmen!

Das Leben passiert zwischen zwei Atemzügen - im Jetzt. Haben die zehn Tage Vipassana mein Leben verändert? Beeinflusst ja, grundlegend geändert aber nicht. Vipassana hat etwas in Bewegung gesetzt. Meinen Blick fokussiert. Wenn mich etwas oder jemand verärgert, beobachte ich zunächst, was in mir stattfindet. Wo sind die „sensations", die ich anscheinend nicht mit Gleichmut betrachtet habe? Die äußeren Umstände haben weniger Bedeutung - ich achte mehr auf meine Reaktionen darauf. Eigentlich gibt es kein Außen, es ist immer ein Innen. Die ganze Welt, so, wie wir sie wahrnehmen, ist in uns und wird von unserem Ego konstruiert. Und jeder läuft mit seinen Konstruktionsplänen herum und versucht, anderen diese seine Welt zu erklären. Dass wir dadurch oft aneinander vorbei reden, ist nachvollziehbar: Hier sind sieben Milliarden Architekten auf der selben Baustelle.

Vipassana versetzt einen in die Lage, besser sehen zu können, wie die Dinge wirklich sind. Aber es ist letztendlich auch ein Modell, eine Konstruktion. Das schmälert die Bedeutung von Vipassana in keiner Weise.

Ich leben kein Leben, dass den Ansprüchen des Buddhismus genügen würde. Ich bin dafür zu wenig moralisch gefestigt und meine persönliche Weisheit, die ich mir in meinem Leben erworben habe, ist voller Anhaftungen. Die zehn tugendhaften Flaschen sind noch nicht gefüllt. Wie bei einem guten Olivenöl presse ich Tropfen für Tropfen hinein. Vielleicht sind sie irgendwann voll, vielleicht aber auch nicht. Dann brauche ich noch ein paar Leben mehr.

Der größte Gewinn, den ich aus den zehn Tagen gezogen habe, ist die regelmässige Meditation. Auf diese täglichen Erlebnissreisen ins eigene Ich möchte ich nicht mehr verzichten. Was ich dort finde, ist ein aufgeregtes Ego, das nach ewigem Glück und vollster Zufriedenheit strebt. Gemeinsam können wir das nicht erreichen. Irgendwann muss ich mich auf dem „Edlen Pfad“ von meinem Ego trennen. Aber solange ich nicht erleuchtet bin, werde ich mich auch weiterhin mit ihm auseinander setzen müssen.

Lasst uns zum Schluss festhalten: es gibt Erleuchtete und Nicht-Erleuchtete, und wir Nicht-Erleuchteten werden uns immer mit unserem Ego herumschlagen müssen. Wir machen das nach bestem Wissen und Gewissen. Trotzdem werden wir uns so schnell nicht von Aversionen und Sehnsüchten loslösen können. Aber je besser uns das gelingt, um so freier werden wir.

Ich gebe die Hoffnung nicht auf und bleibe auf dem Weg.
Alles ändert sich ständig.
Anicca.

Was siehst du?

Die Abbildung von einem Stück Raufaser.

weitere Informationen:

www.dvara.dhamma.org
www.mimikmeditation.de
www.mimikresonanz.de
www.wingwave.de

Kontakt zum Autor:

michael.meudt@mimikmeditation.de
www.facebook.com/maennerdieaufraufaserstarren